Acerca de NCCN Guidelines for Patients®

NCCN National Comprehensive Cancer Network®

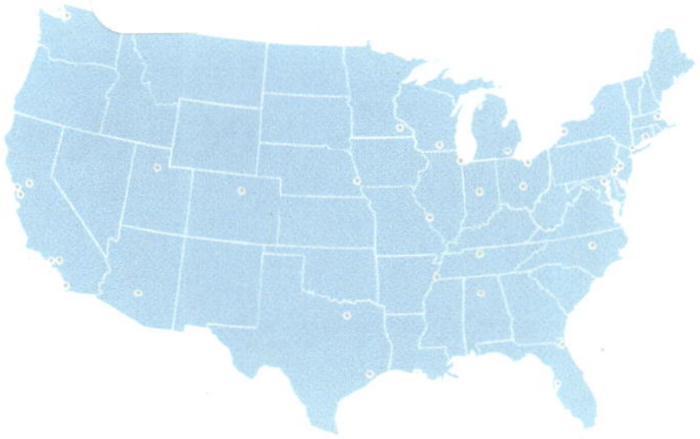

¿Sabía que los principales centros oncológicos de los Estados Unidos colaboran para mejorar la atención oncológica? Esta alianza de los principales centros oncológicos se denomina National Comprehensive Cancer Network® (NCCN®).

La atención oncológica está en cambio constante. NCCN elabora recomendaciones para la atención oncológica basadas en pruebas que utilizan los profesionales de atención médica de todo el mundo. Estas recomendaciones que se actualizan con frecuencia se denominan NCCN Clinical Practice Guidelines in Oncology (NCCN Guidelines®). NCCN Guidelines for Patients explican de manera sencilla estas recomendaciones de los expertos para las personas con cáncer y sus cuidadores.

Esta NCCN Guidelines for Patients se basa en NCCN Clinical Practice Guidelines in Oncology (NCCN Guidelines®) para pacientes con cáncer de hueso, versión 1.2025, del 20 de agosto de 2024.

Ver NCCN Guidelines for Patients gratis en internet
NCCN.org/patientguidelines

Buscar un centro oncológico de NCCN cerca de usted
NCCN.org/cancercenters

Comuníquese con nosotros

Quiénes nos apoyan

NCCN Guidelines for Patients cuenta con el apoyo financiero de NCCN Foundation®

NCCN adapta, actualiza y aloja de forma independiente la guía de NCCN Guidelines for Patients. Nuestras empresas colaboradoras no participan en la elaboración de esta NCCN Guidelines for Patients y no se responsabilizan del contenido ni las recomendaciones que se incluyen en la presente guía.

Para hacer una donación u obtener más información, visite la página web o envíe un correo electrónico.

NCCNFoundation.org/donate

PatientGuidelines@NCCN.org

Contenido

NCCN Foundation tiene como objetivo apoyar a los millones de pacientes y familias afectados por un diagnóstico de cáncer mediante la financiación y distribución de NCCN Guidelines for Patients. NCCN Foundation también se compromete a avanzar en los tratamientos contra el cáncer subsidiando a los médicos prometedores del país en el centro de innovación en cuanto a investigación del cáncer. Para obtener más detalles y acceder a la biblioteca completa de recursos para pacientes y cuidadores, visite NCCN.org/patients.

National Comprehensive Cancer Network (NCCN) y NCCN Foundation
3025 Chemical Road, Suite 100, Plymouth Meeting, PA 19462, EE. UU.

1

Acerca del cáncer de hueso

El cáncer de hueso incluye un grupo de cánceres que se originan en el hueso o el cartílago. Esto se denomina cáncer óseo primario y es diferente de otros tipos de cáncer que pueden extenderse (hacer metástasis) al hueso. En este capítulo se presenta una descripción general del cáncer de hueso.

¿Qué es el cáncer de hueso?

Los cánceres que se originan en el hueso se denominan cánceres óseos primarios. Los cánceres óseos que se originan en otra parte del cuerpo (como la mama, los pulmones o el riñón) y se desplazan a los huesos se denominan neoplasias óseas secundarias o cáncer metastásico. Los cánceres de hueso metastásicos se comportan de forma muy diferente a los cánceres de hueso primarios.

Sarcomas

La mayoría de los cánceres de hueso primarios son sarcomas. Los sarcomas son un grupo de cánceres poco frecuentes.

Hay 2 tipos principales de sarcomas:

- Sarcomas de tejidos blandos
- Sarcomas óseos

Los tejidos blandos incluyen células de la grasa, músculos, nervios, tendones, vasos sanguíneos y linfáticos y otros tejidos de soporte del organismo. Los sarcomas de tejidos blandos son más frecuentes que los sarcomas óseos. Los sarcomas óseos, como los osteosarcomas, se originan en las células que forman el hueso. El osteosarcoma, el sarcoma de Ewing y el condrosarcoma son los tipos más frecuentes de cáncer de hueso, a excepción del mieloma múltiple.

Consulte más información en *NCCN Guidelines for Patients®: Sarcoma de tejidos blandos* y en *NCCN Guidelines for Patients®: Mieloma múltiple* en NCCN.org/patientguidelines y en la aplicación NCCN Patient Guides for Cancer.

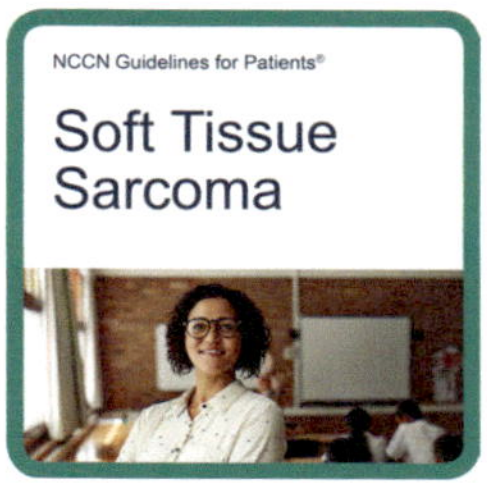

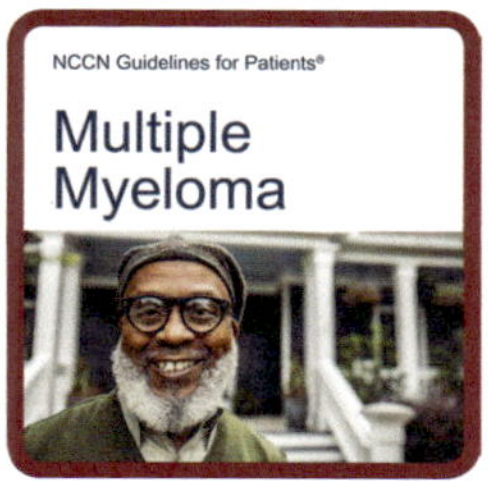

Tipos de tumores óseos

Un tumor óseo es un crecimiento anormal de células dentro de un hueso. Un tumor óseo puede ser canceroso (maligno) o no canceroso (benigno). Los tumores óseos suelen aparecer en zonas del hueso que crecen rápidamente (la metáfisis).

En este libro se abordarán los siguientes tipos:

- **Condrosarcoma:** comienza en las células que forman el cartílago. El cartílago es un tejido duro y flexible que recubre los extremos de los huesos para formar una superficie lisa que constituye una articulación. Además, el cartílago da estructura a la nariz, las orejas, la laringe y otras partes del cuerpo.
- **Cordoma:** se origina en las células notocordales que forman la columna vertebral y las vértebras. Los cordomas suelen encontrarse en la parte inferior de la columna vertebral (sacro) o en la base del cráneo.
- **Sarcoma de Ewing:** se origina en la médula ósea y suele aparecer en la diáfisis de huesos largos o planos como la pelvis o la escápula (omóplato).

- **Tumor de células gigantes óseo (TCG óseo):** es un crecimiento excesivo de células que se encuentra en la parte del hueso denominada metáfisis y se extiende a la zona del hueso que se ensancha para formar una articulación (epífisis).
- **Osteosarcoma:** se origina en las células que suelen encontrarse en las zonas del hueso que crecen rápidamente (metáfisis), cerca de los cartílagos de crecimiento.

¿Qué es el hueso?

El hueso es un tejido vivo formado por células óseas con funciones específicas y colágeno. El colágeno es la proteína más abundante del cuerpo. El tejido óseo también contiene vasos sanguíneos, nervios, proteínas, vitaminas y minerales.

El hueso se compone de lo siguiente:

- **Hueso compacto o cortical:** capa externa del hueso, dura y densa, recubierta por una membrana de tejido conectivo resistente denominada periostio.
- **Hueso esponjoso o trabecular:** capa interna esponjosa y porosa del hueso que contiene médula roja.
- **Médula ósea:** se encuentra en el centro de la mayoría de los huesos y tiene muchos vasos sanguíneos.

Existen dos (2) tipos de médula ósea: roja y amarilla. La médula roja contiene células precursoras de la sangre que pueden convertirse en glóbulos rojos, glóbulos blancos o plaquetas. La médula amarilla está formada principalmente por grasa. La médula roja suele ser sustituida por la amarilla a medida que envejecemos.

Por qué debería leer este libro

Tomar decisiones sobre la atención oncológica puede ser estresante. Es posible que tenga que tomar decisiones difíciles bajo presión sobre opciones complejas.

Las *NCCN Guidelines for Patients* son fiables tanto para los pacientes como para los proveedores de atención médica. En ellas se explican con claridad las recomendaciones de atención actuales formuladas por respetados expertos en la materia. Las recomendaciones se basan en las investigaciones más recientes y prácticas de los mejores centros oncológicos.

La atención oncológica no es igual para todas las personas. Si sigue las recomendaciones de los expertos para su situación, tendrá más probabilidades de mejorar su atención y obtener mejores resultados. Utilice este libro como guía para encontrar la información que necesita para tomar decisiones importantes.

Nuestro cuerpo tiene 206 huesos. Los huesos proporcionan estructura y soporte, protegen nuestros órganos, producen células sanguíneas, almacenan sustancias químicas que el cuerpo necesita y producen hormonas. Los huesos son ligeros, pero fuertes y pueden volver a crecer.

¿Qué se incluye en este libro?

Este libro está organizado en los siguientes capítulos:

Capítulo 2: Pruebas para detectar el cáncer de hueso: proporciona una descripción general de las pruebas que pueden realizarse, cómo puede afectar el tratamiento a la fertilidad y la función de las pruebas de biomarcadores y mutaciones tumorales.

Capítulo 3: Estadificación del cáncer de hueso: se explica cómo se clasifica el cáncer de hueso según su estadio y en qué parte del cuerpo pueden encontrarse los tumores óseos.

Capítulo 4: Tipos de tratamiento: proporciona una descripción general de los distintos tipos de tratamiento y de quién puede formar parte de su equipo de atención médica.

Capítulo 5: Condrosarcoma: aborda el tratamiento del condrosarcoma. Por lo general, el tratamiento consiste en una cirugía para extirpar el tumor.

Capítulo 6: Cordoma: aborda el tratamiento del cordoma. Las alternativas de tratamiento incluyen cirugía y radioterapia.

Capítulo 7: Sarcoma de Ewing: aborda las opciones de tratamiento para el sarcoma de Ewing. El tratamiento comienza con un tratamiento sistémico.

Capítulo 8: Tumor de células gigantes óseo: aborda las opciones de tratamiento del TCG óseo. El TCG óseo no suele ser cáncer, pero necesita un tratamiento agresivo para evitar daños en los huesos.

Capítulo 9: Osteosarcoma: aborda las opciones de tratamiento del osteosarcoma. El osteosarcoma es el tipo más común de cáncer de hueso. El tratamiento es una combinación de terapias.

Capítulo 10: Otros recursos: se proporciona información para los grupos de defensa de pacientes y para obtener ayuda.

¿Qué puede hacer para recibir la mejor atención?

Luche por usted mismo. Usted tiene un papel importante que desempeñar en su cuidado. En realidad, es más probable que obtenga la atención que desea si hace preguntas y toma decisiones compartidas con su equipo de atención médica. Considere la posibilidad de consultar a un especialista en su tipo de cáncer de hueso.

Las *NCCN Guidelines for Patients* le ayudarán a comprender los cuidados oncológicos. Con una mejor comprensión, estará más preparado para hablar de sus cuidados con su equipo y compartir sus inquietudes. Muchas personas se sienten más satisfechas cuando desempeñan un papel activo en su atención.

Es posible que no sepa qué preguntar a su equipo de atención médica. Eso es frecuente. Cada capítulo de este libro termina con una sección importante titulada *Preguntas para hacer*. Estas sugerencias de preguntas le ayudarán a obtener más información sobre todos los aspectos de su atención.

Dé el siguiente paso y siga leyendo para saber cuál es el mejor cuidado para usted.

2

Pruebas para detectar el cáncer de hueso

La planificación del tratamiento comienza con los estudios. Se deben realizar estudios precisos para diagnosticar y tratar el cáncer de hueso primario. Este capítulo presenta una descripción general de los posibles estudios que puede realizarse y qué puede esperar.

El cáncer de hueso es muy poco frecuente. Muchos proveedores de atención médica no son expertos en el diagnóstico o tratamiento de estos tumores. Por lo tanto, es importante encontrar un médico, centro de tratamiento u hospital que tenga experiencia en su tipo de cáncer de hueso. Utilice los recursos de la página 61 de este libro para encontrar un médico y un centro de tratamiento con experiencia.

Pruebas médicas generales

A continuación, se describen algunas pruebas médicas generales.

Antecedentes médicos

Los antecedentes médicos son un registro de todos los problemas de salud y tratamientos que ha tenido durante su vida. Prepárese para enumerar las enfermedades o lesiones que ha tenido y cuándo ocurrieron. Lleve una lista de los medicamentos nuevos y antiguos e incluso los de venta libre, herbarios o los suplementos que esté tomando. Algunos suplementos interactúan y afectan los medicamentos que su equipo de atención médica puede recetarle. Informe al equipo de atención médica sobre cualquier síntoma que tenga. Los antecedentes médicos, algunas veces llamados anamnesis, ayudan a determinar qué tratamiento es el mejor para usted.

Antecedentes familiares

El equipo de atención médica le preguntará sobre los antecedentes médicos de sus familiares consanguíneos. Esta información se llama antecedentes familiares. Pregunte a los miembros de ambos lados de su familia sobre problemas de salud como afecciones cardíacas, cáncer y diabetes, y a qué edad se los diagnosticaron. Es importante saber el tipo de cáncer específico o dónde comenzó el cáncer, si se encuentra en varios lugares y si se hicieron pruebas genéticas.

Examen físico

Durante un examen físico, el profesional sanitario puede:

- Tomar la temperatura, la presión arterial, el pulso y el ritmo de su respiración.
- Controlar su altura y peso.
- Auscultar el corazón y los pulmones.
- Observar sus ojos, oídos, nariz y garganta.
- Palpar y aplicar presión en distintas partes del cuerpo para ver si los órganos tienen tamaño normal, están blandos o duros o si duelen cuando los toca.
- Palpar los ganglios linfáticos agrandados en el cuello, la axila y la ingle.
- Examinar su sistema óseo.
- Evaluar su capacidad para realizar tareas y actividades de la vida diaria, lo que se denomina evaluación funcional.

Fertilidad (todos los sexos)

Algunos tipos de tratamientos pueden afectar su fertilidad, la capacidad para tener hijos. Si cree que desea tener hijos en el futuro, consulte a su equipo de atención la forma en que el cáncer y su tratamiento podrían modificar su fertilidad. Para preservar su fertilidad, tal vez deba implementar alguna medida antes de comenzar el tratamiento contra el cáncer. Las personas que deseen tener hijos en el futuro deberían consultar a un especialista en fertilidad para conversar acerca de las opciones antes de iniciar el tratamiento.

La preservación de la fertilidad consiste en dejar sus opciones abiertas, ya sea que sepa que desea tener hijos más adelante o que no tenga la certeza en este momento. Los especialistas en fertilidad y reproducción pueden ayudarle a decidir qué es lo mejor para su situación.

Para obtener más información sobre la preservación de la fertilidad, consulte *NCCN Guidelines for Patients®: Cáncer en adultos jóvenes* en NCCN.org/patientguidelines y en la aplicación NCCN Patient Guides for Cancer.

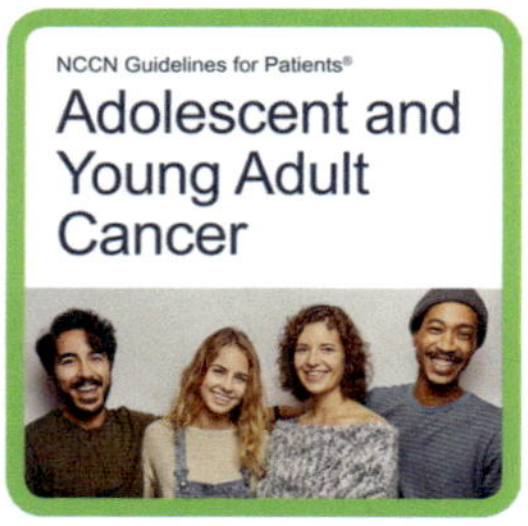

Cambios en la fertilidad

El tratamiento puede hacer que su fertilidad se vea alterada o interrumpida de manera temporal o permanente. Esta pérdida de la fertilidad se relaciona con su edad en el momento de recibir el diagnóstico, además de los tipos, la dosis y la duración del tratamiento. Hable con su equipo de atención sobre sus preocupaciones y si está planeando un embarazo.

Prevenir el embarazo durante el tratamiento

Es importante prevenir el embarazo durante el tratamiento. El cáncer y el tratamiento del cáncer pueden afectar los ovarios y dañar los espermatozoides. Por lo tanto, debe evitarse el embarazo del paciente o de su pareja durante el tratamiento. Puede que sea recomendable utilizar un método hormonal de control de la natalidad o que no lo sea, por lo que le recomendamos consultar a su médico acerca de las opciones con que cuenta, como dispositivos intrauterinos (DIU) y métodos de barrera. Los tipos de métodos de barrera incluyen condones, diafragmas, capuchones cervicales y esponja anticonceptiva.

Estado funcional

El estado funcional (EF) es el nivel general de aptitud física de una persona y su capacidad para realizar tareas de la vida diaria. Su estado de salud general se calificará mediante una escala de estado funcional llamada índice de Eastern Cooperative Oncology Group (ECOG) o Karnofsky Performance Status (KPS). El estado funcional (EF) es un factor que se tiene en cuenta al elegir un plan de tratamiento.

Análisis de sangre

Los análisis de sangre comprueban si hay signos de la enfermedad y el funcionamiento de los órganos. Se necesita una muestra de sangre, que se extrae con una aguja que se introduce en una vena del brazo. A continuación, se describen algunos análisis de sangre.

Fosfatasa alcalina

La fosfatasa alcalina (FA) es una enzima que se encuentra en la sangre. Los niveles elevados de FA pueden ser un signo de tumores óseos, trastornos hepáticos o embarazo. Es posible que se indique una gammagrafía ósea si usted tiene niveles altos de FA.

Hemograma completo

El hemograma completo (HC) mide los niveles de glóbulos rojos, glóbulos blancos y plaquetas en la sangre. Los glóbulos rojos transportan oxígeno por todo el cuerpo, los glóbulos blancos combaten las infecciones y los plaquetas controlan las hemorragias.

Perfil metabólico completo

El perfil metabólico completo (PMC) mide sustancias de la sangre. Proporciona información importante sobre el funcionamiento de sus riñones e hígado, entre otras cosas. Un PMC detecta niveles de calcio en sangre superiores a los normales, lo que se denomina hipercalcemia. El calcio es necesario para la salud de dientes, huesos y otros tejidos corporales. El daño óseo que produce el cáncer puede hacer que los huesos liberen calcio en el torrente sanguíneo, lo que puede provocar enfermedades y otros problemas de salud.

Lactato deshidrogenasa

La lactato deshidrogenasa (LDH) o deshidrogenasa del ácido láctico es una enzima que se encuentra en la mayoría de las células. Las células que mueren liberan LDH en la sangre. Las células de rápido crecimiento, como las células tumorales, también liberan LDH.

Prueba de embarazo

A quienes puedan quedar embarazadas se les debe entregar una prueba de embarazo antes de comenzar el tratamiento.

Estudios de diagnóstico por imágenes

En los estudios de diagnóstico por imágenes, se toman fotografías del interior del cuerpo para detectar depósitos de cáncer. Un médico llamado radiólogo interpretará el estudio y le enviará un informe a su médico. Usted podría acceder a estos informes a través del portal para pacientes o del sistema de acceso para pacientes, pero espere a conversar con su equipo de atención sobre estos resultados. Es posible que no se le hagan todas las pruebas siguientes.

Radiografía

La radiografía es un tipo de radiación. En pequeñas dosis, se utiliza para tomar fotografías del interior del cuerpo. Puede denominarse también rayos X.

Gammagrafía ósea

La gammagrafía ósea utiliza un radiomarcador. Un radiomarcador es una sustancia que libera pequeñas cantidades de radiación. Antes de que se tomen las imágenes, se inyectará el radiomarcador en una vena. Pueden pasar algunas horas hasta que el radiomarcador entre en los huesos.

Una cámara especial tomará imágenes del radiomarcador en los huesos a medida que se desplaza por el cuerpo. Las áreas óseas dañadas absorben más radiomarcador que el hueso sano y se muestran como puntos brillantes en las imágenes. El daño óseo puede producirse por cáncer, tratamiento contra el cáncer, lesiones previas u otros problemas de salud, como la artritis.

La exploración dura unos 30 minutos. Se le indicará que permanezca inmóvil durante la exploración. En un momento dado, el escáner estará a menos de un centímetro de su rostro. Hable con su equipo de atención sobre qué espera.

Medio de contraste

El medio de contraste se utiliza para mejorar la calidad de las imágenes del interior del cuerpo. Los medios de contraste son sustancias que ayudan a realzar y mejorar las imágenes de varios órganos y estructuras en el cuerpo. Se usan para que las imágenes sean más claras. El medio de contraste no es permanente y se expulsa del cuerpo a través de la orina inmediatamente después de la prueba. Los tipos de medios de contraste varían y son diferentes para la TC y la RM.

Avise a su equipo de atención si ha tenido reacciones alérgicas al medio de contraste en el pasado. Esto es importante. Es posible que le administren medicamentos para evitar los efectos de dichas alergias. Es posible que no se utilice el medio de contraste si tiene una alergia grave o si sus riñones no funcionan bien.

TC

La TC o TAC (tomografía computarizada) usa rayos X y tecnología informática para tomar imágenes del interior del cuerpo. Toma varias radiografías de la misma parte del cuerpo desde distintos ángulos. Todas las imágenes se combinan para hacer una imagen detallada. En muchos casos, se utilizará un medio de contraste.

RM

En la RM (resonancia magnética) se usan ondas de radio e imanes potentes para tomar fotografías del interior del cuerpo. No se utilizan rayos X, lo que significa que no se emite radiación al organismo durante el estudio. Debido a los imanes muy potentes que se utilizan en el aparato de RM, informe al técnico si tiene algún metal en su cuerpo. Durante la prueba, es probable que se le pida que contenga la respiración durante 10 o 20 segundos mientras el técnico toma las imágenes. Suele usarse un medio de contraste.

El resonador magnético cerrado tiene un diseño de cápsula en la que el imán rodea a la persona. El resonador magnético abierto tiene un imán en la parte superior y en la inferior, lo que permite que haya una abertura en cada extremo. Los resonadores cerrados son más comunes que los abiertos, entonces, si tiene claustrofobia (miedo a los espacios cerrados), asegúrese de hablar con su equipo de atención sobre ello.

Exploración por TEP

En la TEP (tomografía por emisión de positrones) se utiliza un fármaco radiactivo llamado radiomarcador. El radiomarcador es una sustancia que se inyecta en una vena para ver en qué lugar del cuerpo se encuentran las células cancerosas y cuánto azúcar consumen. Esto da una idea de la rapidez del crecimiento de las células cancerosas. Las células cancerosas aparecen como puntos brillantes en las exploraciones por TEP. Sin embargo, no todos los tumores aparecerán en una exploración por TEP. Además, no todos los puntos brillantes detectados en la exploración por TEP son cáncer. Es normal que el cerebro, el corazón, los riñones y la vejiga se vean brillantes en la TEP. La inflamación o la infección también pueden verse como un punto brillante. Cuando la exploración por TEP se combina con una TC se llama exploración por TEP/TC.

Una TEP-FDG/TC utiliza un radiomarcador llamado fluorodesoxiglucosa (FDG). Está compuesto por fluoruro y una forma simple de azúcar llamada glucosa. No puede comer o beber durante al menos 4 horas antes del estudio. Esta exploración es más útil cuando los resultados de otros estudios por imágenes no son claros.

Biopsia

Una biopsia es la extracción de una muestra de tejido del cuerpo para analizarlo. El diagnóstico de cáncer de hueso se confirma mediante una biopsia por punción con aguja gruesa o una biopsia quirúrgica. La ubicación de la biopsia es fundamental. Por lo tanto, se recomienda que la biopsia sea realizada por un cirujano con experiencia en el centro donde recibirá el tratamiento.

- En la **biopsia por punción con aguja gruesa** se extraen muestras de tejido con una aguja hueca que puede extraer un trozo de tejido. Con frecuencia la realiza un radiólogo intervencionista bajo sedación ligera. También puede realizarla el cirujano en el consultorio.
- En la **biopsia quirúrgica (abierta),** se extrae una muestra del tumor a través de una pequeña incisión. La biopsia quirúrgica debe realizarla el cirujano tratante. Para ello, es necesario ingresar en el quirófano.

Análisis de médula ósea

En ciertos casos, se pueden realizar análisis de médula ósea.

Hay dos tipos de análisis de médula ósea que suelen realizarse al mismo tiempo:

- Aspiración de médula ósea
- Biopsia de médula ósea

La médula ósea es como una esponja que retiene líquido y células. La aspiración extrae parte del líquido y células de esa esponja, y la biopsia extrae una parte de la esponja.

Se recomienda que la biopsia sea realizada por un cirujano con experiencia en el centro oncológico donde recibirá el tratamiento.

Normalmente, las muestras se toman de la parte posterior del hueso de la cadera (pelvis). Es probable que deba acostarse boca abajo o de costado. Los médicos primero limpiarán la zona y le administrarán un sedante o adormecerán la piel y la superficie externa del hueso. Para la aspiración, se introduce una aguja hueca en el hueso a través de la piel. La médula ósea líquida se extrae con una jeringa. Para la biopsia, se usa una aguja más ancha para extraer una muestra del núcleo. Puede sentir dolor en el hueso de la cadera durante algunos días. Pueden aparecer moretones en la piel.

Pruebas genéticas de riesgos de cáncer

Los análisis genéticos se realizan con sangre o saliva. La saliva se recoge en un recipiente o se pasa un hisopo por el interior de la mejilla. El objetivo consiste en buscar mutaciones genéticas heredadas de sus padres biológicos, llamadas mutaciones de la estirpe germinal. Algunas mutaciones pueden ponerlo en riesgo de tener más de un tipo de cáncer. También puede transmitir estos genes a sus hijos. Además, los familiares consanguíneos pueden ser portadores de estas mutaciones. Informe a su equipo de atención si tiene antecedentes familiares de cáncer.

Pruebas de biomarcadores

Se realizarán pruebas de laboratorio con la muestra de la biopsia para detectar mutaciones/alteraciones específicas del ADN, niveles de proteína u otras características moleculares. Las pruebas de biomarcadores se realizan según cada caso y pueden aumentar el tiempo que se tarda en obtener los resultados de la biopsia. Algunas veces, las pruebas de biomarcadores también se llaman estudios moleculares, perfiles tumorales, secuenciación tumoral, perfiles de expresión génica o pruebas genómicas. El equipo de atención le recomendará los mejores tipos de pruebas de biomarcadores que son importantes para usted.

Las pruebas de biomarcadores incluyen pruebas de genes o sus productos (proteínas). Identifica la presencia o ausencia de mutaciones y ciertas proteínas que podrían indicar el tratamiento. Las proteínas se escriben de la siguiente manera: IDH1. Los genes se escriben en cursiva de la siguiente manera: *IDH1*. Cuando se encuentra un gen o una proteína, se muestra con un signo (+) de la siguiente manera: IDH1+. Cuando no se ha encontrado un gen o una proteína, se escribe con un signo menos (-) de la siguiente manera: IDH1-.

Sarcoma de Ewing

Una célula debe hacer una copia de sus cromosomas antes de dividirse en dos células. A veces, hay errores en las copias. Un tipo de error se produce cuando partes (ADN) de dos cromosomas se desprenden y se intercambian entre sí. Esto se llama translocación. Puede dar lugar a una fusión de dos genes. Una translocación entre los cromosomas 11 y 22 se escribe t(11;22) y es frecuente en el sarcoma de Ewing.

El sarcoma de Ewing se caracteriza por la fusión del gen *EWS* (*EWSR1*) en el cromosoma 22 con varios miembros de la familia de genes *ETS* (*FLI1, ERG, ETV1, ETV4* y *FEV*), siendo *FLI1* el más común. La mayoría de las personas con sarcoma de Ewing presentan una de las posibles fusiones genéticas. Esto no se hereda de los padres biológicos, sino que es el resultado de un error de división celular durante el crecimiento de los tejidos. Esto se denomina mutación somática o cambio somático.

Mutación de MSI-H/dMMR

Los microsatélites son cadenas cortas y repetidas de ADN. Cuando se producen errores o defectos, se solucionan con proteínas de reparación de desajustes (MMR). Algunos tipos de cáncer tienen cambios o mutaciones de ADN que generan cambios que impiden que se corrijan estos errores. Esto se denomina inestabilidad de microsatélites (MSI) o reparación de desajustes deficiente (dMMR). Cuando las células cancerosas tienen más de una cantidad normal de microsatélites, se denomina MSI-H (inestabilidad de microsatélites alta). Esto a menudo se debe a los genes dMMR. Se suele utilizar pembrolizumab (Keytruda) para tratar tumores MSI-H/dMMR.

Carga mutacional tumoral

Cuando hay 10 o más mutaciones por millón de pares de bases de ADN tumoral, se denomina carga mutacional tumoral alta (TMB-H). En algunos casos, podrían utilizarse pembrolizumab (Keytruda), nivolumab (Opdivo) o ipilimumab (Yervoy) para los tumores TMB-H.

Prueba de mutaciones tumorales

Pruebas de mutaciones tumorales o de aberraciones genómicas tumorales utilizan una muestra de sangre o del tumor para ver si las células cancerosas tienen mutaciones específicas del ADN. Esta es una prueba de ADN distinta de las pruebas genéticas para mutaciones que puede haber heredado de sus padres biológicos. En las pruebas de mutación tumoral, solo se analiza el tumor y no el resto del cuerpo.

Las pruebas de mutaciones utilizan métodos como la secuenciación de la próxima generación (NGS) y la reacción en cadena de la polimerasa (PCR).

Mutación de *IDH1*

Algunas mutaciones genéticas como en el gen *IDH1* pueden tratarse con terapias específicas como ivosidenib (Tibsovo). El ivosidenib está indicado para los condrosarcomas propensos a presentar mutaciones en *IDH1*.

Secuenciación de la próxima generación

La secuenciación de la próxima generación (NGS) es un método utilizado para determinar una parte de la secuencia de ADN de una persona. Indica si un gen tiene mutaciones que puedan afectar su funcionamiento. La NGS observa el gen de manera más detallada que los demás métodos y puede encontrar mutaciones que los demás métodos podrían pasar por alto.

PCR

La reacción en cadena de la polimerasa (PCR) es una técnica que puede producir millones o miles de millones de copias de su ADN o ARN (información genética). La PCR es muy sensible. Puede encontrar una célula anormal entre más de 100 000 células normales. Estas copias denominadas productos de PCR podrían utilizarse para la NGS.

"Sea su propio defensor. Converse con alguien que haya pasado por lo mismo que usted. Haga muchas preguntas, incluso las que tenga miedo de hacer. Tiene que protegerse y cerciorarse de tomar las mejores decisiones y recibir la mejor atención para su caso en particular".

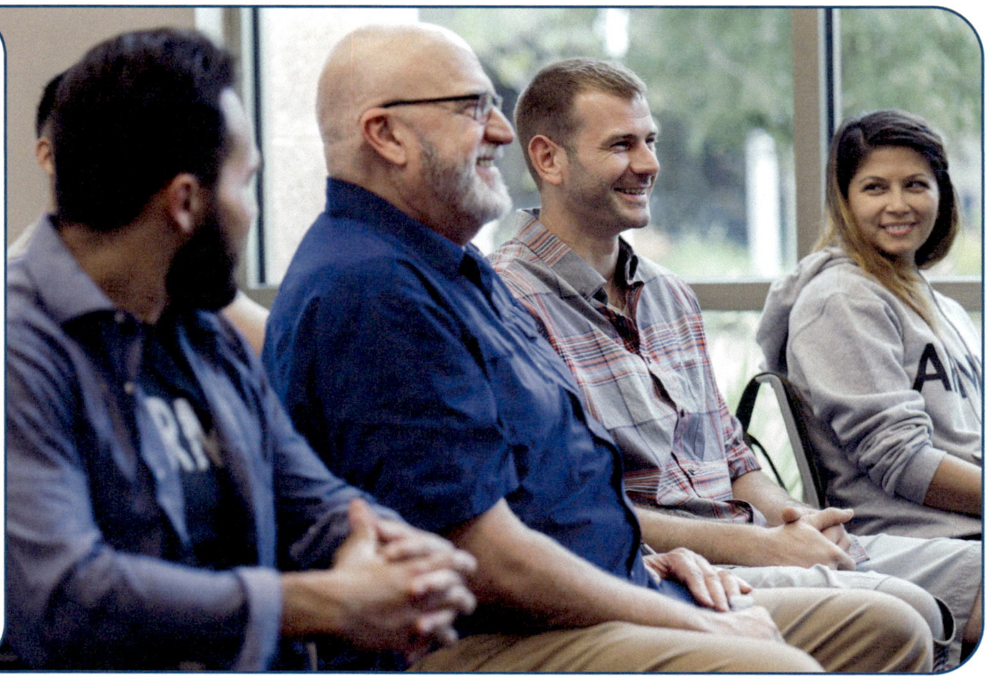

Puntos clave

- Las pruebas se utilizan para planificar el tratamiento y comprobar qué tan bien funciona el tratamiento.
- Algunos tipos de tratamiento para el cáncer de hueso pueden afectar a la fertilidad. Aquellas personas que deseen tener hijos en el futuro deberían consultar con un especialista en fertilidad antes de iniciar el tratamiento.
- El diagnóstico de cáncer de hueso se confirma mediante una biopsia por punción con aguja gruesa o una biopsia quirúrgica. La ubicación de la biopsia es fundamental. Por lo tanto, se recomienda que la biopsia sea realizada por un cirujano con experiencia en el centro donde recibirá el tratamiento.
- Se analizará la muestra de una biopsia de su tumor para detectar biomarcadores o proteínas.
- Es posible que el profesional de atención médica lo derive para realizarse análisis genéticos y obtener más información sobre el cáncer que tiene.

Preguntas para hacer

- ¿Qué tipo de cáncer de hueso tengo? ¿Qué significa esto en cuanto a mi pronóstico y opciones de tratamiento?
- ¿Hay algún hospital o centro oncológico que se especialice en sarcomas cerca?
- ¿Qué pruebas tendré que hacerme? ¿Con qué frecuencia se repiten?
- ¿Mi seguro pagará estos estudios? ¿Dónde puedo encontrar ayuda para pagar las pruebas?
- ¿Quién hablará conmigo sobre los pasos que debo seguir y cuándo?

3

Estadificación del cáncer de hueso

La estadificación del cáncer sirve para tomar decisiones acerca del tratamiento. Describe el tamaño y la ubicación del tumor y si el cáncer se ha extendido a los ganglios linfáticos o a otros órganos o partes del cuerpo. Este capítulo ofrece una descripción general de la estadificación del cáncer.

Descripción general

Existen muchos sistemas de estadificación. La mayoría de ellos incluyen los siguientes datos:

- La ubicación del tumor en el cuerpo.
- El tamaño del tumor.
- Si el cáncer se ha extendido a los ganglios linfáticos cercanos.
- Si el cáncer no se ha extendido a otras partes del cuerpo.
- El grado del tumor, que indica el grado de anormalidad de las células cancerosas mediante un microscopio.

¿Cómo se forma el hueso?

El hueso es un tejido vivo formado por células (osteocitos, osteoblastos y osteoclastos), calcio, fosfato, hidroxiapatita (un mineral óseo) y colágeno. La formación de hueso nuevo, conocida como osificación, comienza en el útero y finaliza durante la adolescencia, entre los 10 y los 19 años. La osificación se completa cuando el esqueleto termina de crecer.

Una vez finalizada la osificación, el hueso se sustituye continuamente mediante un proceso denominado remodelación. La remodelación descompone y reconstruye el hueso y ayuda a mantener los niveles normales de calcio en el organismo. Cuando se necesita calcio, unas células denominadas osteoclastos descomponen el hueso. Esto libera calcio en el torrente sanguíneo. Al mismo tiempo, las células osteoblásticas crean hueso a partir del calcio del torrente sanguíneo. Algunos tipos de cáncer de hueso pueden interrumpir este proceso.

Partes del hueso:

- **Epífisis**: extremo del hueso que se recubre de cartílago para formar una articulación.
- **Metáfisis**: está situada entre la fisis (cartílago de crecimiento) y la diáfisis.
- **Diáfisis**: región media del hueso.
- **Fisis**: la placa de crecimiento, que está formada por cartílago. Cuando el esqueleto alcanza la madurez, deja una cicatriz o línea visible en el hueso.

Clasificación TNM

El sistema TNM (tumor, ganglio y metástasis) se usa para clasificar la mayoría de los cánceres de hueso en estadios. En este sistema, las letras T, N y M (tumor, ganglio y metástasis) describen diferentes áreas del crecimiento del cáncer. Según los resultados de la biopsia y los resultados de las pruebas de diagnóstico por imágenes, su médico asignará una puntuación o un número a cada letra. Cuanto más alto el número, más grande es el tumor o mayor es la extensión del cáncer a los ganglios linfáticos u otros órganos. Estas puntuaciones se combinan para asignar un estadio al cáncer. Un ejemplo del sistema TNM se vería así: T1N0M0 o T1, N0, M0. Esto podría representar un cáncer en estadio 1.

- **T (tumor):** tamaño y profundidad del tumor principal (primario).
- **N (ganglio):** si el cáncer se ha extendido a los ganglios linfáticos cercanos (regional).
- **M (metástasis):** si el cáncer se ha extendido (hizo metástasis) a partes distantes del cuerpo.

La estadificación del cáncer suele realizarse dos veces.

- El **estadio clínico (c)** es la calificación otorgada antes del tratamiento. Se basa en un examen físico, biopsia y otros estudios.
- El **estadio anatomopatológico (p)** o el estadio quirúrgico se determina examinando el tejido extirpado durante la cirugía, como en la extirpación de un ganglio linfático. Las características patológicas incluyen tamaño, forma y tipo de célula.

La columna vertebral

La columna vertebral incluye una columna flexible de huesos llamados vértebras. La columna vertebral incluye el sacro y el coxis. Hay 24 huesos en la columna vertebral flexible: 7 cervicales (cuello), 12 torácicos (parte superior de la espalda) y 5 lumbares (parte inferior de la espalda).

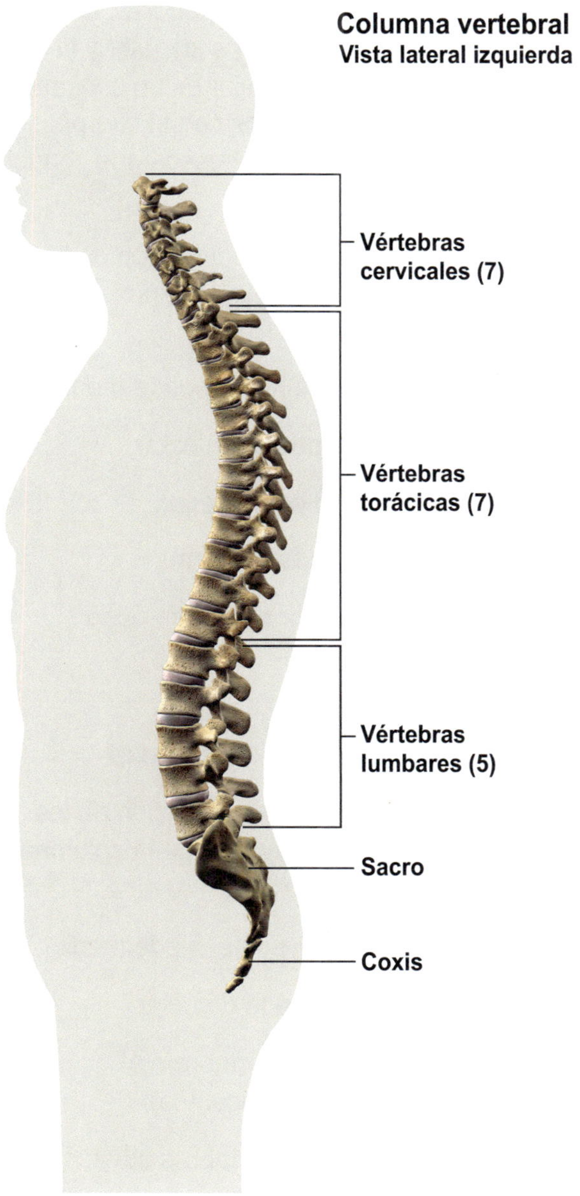

T = Tumor

El tamaño del tumor primario (principal) se mide en centímetros (cm). Un guisante grande mide 1 cm. Una pelota de golf mide 4 cm. Una pelota de béisbol mide 7 cm. Un pomelo mide 15 cm.

Tumores en extremidades, torso, cráneo y rostro

Los tumores se clasifican en función de su ubicación. El esqueleto apendicular está compuesto por 126 huesos de las extremidades superiores, las extremidades inferiores, la cintura escapular y la cintura pélvica. La cintura escapular es un conjunto de huesos que conecta los brazos con el cuerpo. La cintura pélvica es un conjunto de huesos que conecta las piernas con el cuerpo.

A continuación se describe la estadificación de los tumores que se sitúan en el esqueleto apendicular, el torso, el cráneo y el rostro.

- **TX:** tumor primario que no se puede medir.
- **T0:** tumor que no se puede detectar.
- **T1:** tumor que mide 8 cm o menos.
- **T2:** tumor que mide más de 8 cm.
- **T3:** más de un (1) tumor en el sitio óseo primario.

Tumores en la columna vertebral

A continuación se describe la estadificación de los tumores que se sitúan en los huesos de la columna vertebral (vértebras).

- **TX:** tumor primario que no se puede medir.
- **T0:** tumor que no se puede detectar.
- **T1:** tumor confinado a 1 vértebra o a 2 vértebras contiguas (adyacentes).
- **T2:** tumor confinado a 3 vértebras adyacentes.
- **T3:** tumor confinado a 4 o más vértebras adyacentes, o a cualquier vértebra no adyacente.
- **T4:** tumor que se ha extendido al conducto raquídeo o los grandes vasos sanguíneos.

Tumores en la pelvis

A continuación se describe la estadificación de los tumores que se sitúan en la pelvis.

- **TX:** tumor primario que no se puede medir.
- **T0:** tumor que no se puede detectar.
- **T1:** tumor confinado en 1 segmento pélvico y que no se ha extendido fuera del hueso.
  - **T1a:** tumor que mide 8 cm o menos.
  - **T1b:** tumor que mide más de 8 cm.
- **T2:** tumor confinado en 1 segmento pélvico y que se ha extendido fuera del hueso o en 2 segmentos y que no se ha extendido fuera del hueso.
  - **T2a:** tumor que mide 8 cm o menos.
  - **T2b:** tumor que mide más de 8 cm.
- **T3:** tumor confinado en 2 segmentos pélvicos y que se ha extendido fuera del hueso.
  - **T3a:** tumor que mide 8 cm o menos.
  - **T3b:** tumor que mide más de 8 cm.
- **T4:** tumor que afecta a 3 segmentos pélvicos o que se extiende a través de la articulación sacroilíaca (ASI).
  - **T4a:** tumor que afecta la ASI y se extiende dentro de la columna vertebral.

- **T4b:** tumor que se ha extendido a los principales vasos sanguíneos.

N = Ganglio linfático

En todo el cuerpo hay cientos de ganglios linfáticos. Funcionan como filtros para ayudar a combatir las infecciones y eliminar las sustancias nocivas del cuerpo. Los ganglios linfáticos regionales son aquellos que se encuentran cerca del tumor. El cáncer en los ganglios linfáticos se denomina enfermedad ganglionar y es poco frecuente en el cáncer de hueso.

- **NX:** no se puede medir el cáncer en los ganglios linfáticos cercanos.
- **N0:** no hay cáncer en los ganglios linfáticos cercanos.
- **N1:** se detecta cáncer en los ganglios linfáticos regionales.

M = Metástasis

El cáncer de hueso puede extenderse a través de la sangre o el sistema linfático. El cáncer que se ha extendido a partes distantes del cuerpo se define como M1. Cuando el cáncer no es metastásico se denomina M0. El cáncer de hueso puede extenderse a los pulmones, a otros huesos o a otras partes del cuerpo. El cáncer de hueso que hace metástasis en los pulmones se sigue llamando cáncer de huesos.

- **M0:** no hay metástasis a distancia.
- **M1:** hay metástasis a distancia.
  - **M1a:** hay metástasis en los pulmones.
  - **M1b:** hay metástasis en el hueso u otras partes distantes.

La pelvis

La pelvis es una estructura en forma de cuenca que sostiene la columna vertebral y protege los órganos abdominales.

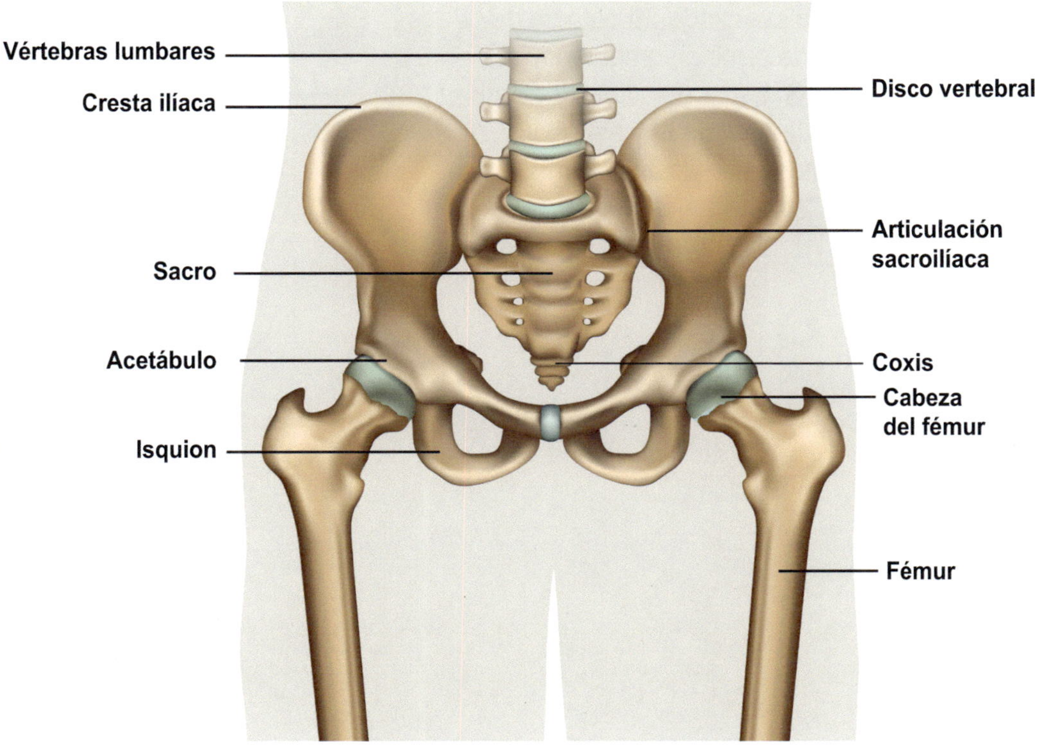

G = Grado

Otro factor utilizado en la estadificación es el grado del cáncer. El grado describe qué tan anormales se ven las células tumorales al microscopio (características histológicas). Los cánceres de alto grado tienden a crecer y extenderse más rápido que los cánceres de bajo grado. GX significa que no se puede determinar el grado, seguido de G1, G2 y G3. Bien diferenciado (G1) significa que las células cancerosas se parecen a las células normales. Poco diferenciado (G3) significa que las células cancerosas tienen un aspecto muy diferente al de las células normales.

- **GX**: no se puede determinar el grado.
- **G1**: bien diferenciado (grado bajo).
- **G2**: moderadamente diferenciado (grado alto).
- **G3**: poco diferenciado (grado alto).

Estadios numerados

Los estadios numerados van del estadio 1 al estadio 4, que es el más avanzado. El estadio de un cáncer de hueso se determina combinando las puntuaciones T, N, M y G. Estos estadios se escriben como estadio I, estadio II, estadio III y estadio IV. No todos los cánceres de hueso se describen mediante estadios numerados. **Consulte la Guía 1.**

Guía 1
Estadios del cáncer de hueso

Estadio 1A	• T1, N0, M0, G1 o GX
Estadio 1B	• T2 o T3, N0, M0, G1 o GX • T3, N0, M0, G1 o GX
Estadio 2A	• T1, N0, M0, G2 o G3
Estadio 2B	• T2, N0, M0, G2 o G3
Estadio 3	• T3, N0, M0, G2 o G3
Estadio 4A	• Cualquier estadio T, N0, M1a, cualquier estadio G
Estadio 4B	• Cualquier estadio T, N1, cualquier estadio M, cualquier estadio G • Cualquier estadio T, cualquier estadio N, M1b, cualquier estadio G

Puntos clave

- La estadificación con frecuencia sirve para tomar decisiones acerca del tratamiento. La estadificación describe cuánto cáncer hay en su cuerpo, dónde se encuentra y qué subtipo tiene.
- El sistema TNM (tumor, ganglio y metástasis) se suele utilizar para estadificar el cáncer.
- Los ganglios linfáticos regionales se encuentran cerca del tumor primario.
- El cáncer que se ha extendido a partes distantes del cuerpo se conoce como cáncer metastásico.
- El lugar más frecuente de metástasis del cáncer de hueso es el pulmón, seguido de otros huesos.

Preguntas para hacer

- ¿Dónde está situado el tumor y qué tamaño tiene?
- ¿Se conoce más de una ubicación del cáncer?
- ¿Hay cáncer en los ganglios linfáticos?
- ¿Cuál es el estadio y el grado del cáncer?
- ¿Qué significan el estadio y el grado del cáncer en términos de tratamiento y pronóstico?

4
Tipos de tratamiento

El tratamiento del cáncer de hueso se basa en el tipo, el tamaño y la ubicación del tumor. En este capítulo se presenta una descripción general de los diferentes tipos de tratamiento y qué puede esperar.

Equipo de atención médica

El tratamiento del cáncer de hueso requiere un abordaje en equipo. Las decisiones sobre el tratamiento deben estar a cargo de un equipo multidisciplinario (EMD). Un EMD es un equipo de profesionales de la salud y de la atención psicosocial de diferentes entornos profesionales que tengan conocimiento y experiencia sobre su tipo de cáncer. Este equipo debe reunirse para planificar e implementar su tratamiento. Pregunte quién coordinará su atención.

Algunos integrantes de su equipo de atención médica le acompañarán durante todo el tratamiento del cáncer, en tanto otros estarán presentes durante ciertos momentos. Conozca a su equipo de atención médica y ayúdelos para que le conozcan a usted.

Su equipo de atención debe incluir el siguiente grupo básico:

- Un **oncólogo ortopédico** o **cirujano ortopédico** especializado en el diagnóstico y tratamiento de tumores óseos y de tejidos blandos. Ellos pueden tratar cualquier zona del cuerpo excepto el cuello y el cráneo y el interior del tórax y el abdomen.
- El **oncólogo médico o pediátrico** trata el cáncer con tratamiento sistémico (farmacológico).
- El **radioncólogo** prescribe y planifica la radioterapia para tratar el cáncer.
- El **radiólogo musculoesquelético** interpreta los resultados de las radiografías y otros estudios de diagnóstico por imágenes.
- El **osteopatólogo** interpreta las células y tejidos extirpados durante una biopsia o cirugía.

Según el tipo de atención, el equipo puede incluir los siguientes especialistas:

- El **cirujano torácico** realiza intervenciones quirúrgicas en el interior del tórax.
- El **cirujano plástico** realiza cirugías para mejorar la función o reconstruir partes del cuerpo.
- El **radiólogo intervencionista** realiza biopsias por punción, tratamientos de ablación y embolizaciones, y coloca vías para los tratamientos sistémicos.
- Un **fisiatra** es un médico especializado en movimiento físico y rehabilitación.
- Un **cirujano vascular** se especializa en procedimientos relacionados con las arterias, las venas y la circulación linfática.
- Un **cirujano oncólogo** o cirujano general cuenta con conocimientos especializados y experiencia relacionados con el diagnóstico y los cuidados prequirúrgicos, quirúrgicos y posquirúrgicos integrales del paciente.
- Un **neurocirujano** se especializa en cirugía del sistema nervioso, especialmente del cerebro y la médula espinal.

- Un **cirujano ortopédico de columna** se especializa en el diagnóstico y tratamiento de enfermedades y afecciones de la columna vertebral. Puede tratarse de un oncólogo ortopédico.

Otros miembros del equipo pueden ser un fisioterapeuta o un terapeuta ocupacional, un especialista en prótesis y un experto en salud mental.

Cirugía

La cirugía es una operación o procedimiento para extirpar el cáncer del cuerpo. El tipo de cirugía depende del tamaño, la ubicación y la cantidad de tumores, y debe considerarse en función de su estilo de vida y sus necesidades.

La cirugía puede utilizarse para:

- Extirpar el cáncer en el sitio primario (principal). A veces, la cirugía puede utilizarse para extirpar zonas limitadas de enfermedad metastásica.
- Aliviar el dolor o las molestias.

El objetivo de la cirugía es eliminar todo el cáncer. Extirpar por completo el cáncer requiere que el cirujano extraiga el tumor con un borde de tejido normal alrededor. Esto permite al anatomopatólogo determinar un margen quirúrgico. Si no se encuentran células cancerosas en el tejido alrededor del borde del tumor, hay una resección con margen claro o negativo (R0). En una resección R1 o con margen positivo R1, el cirujano extirpa todo el tumor visible, pero los márgenes microscópicos siguen siendo positivos para células tumorales. En un margen positivo R2, el cirujano no puede extirpar todo el tumor visible.

Un tumor que puede extirparse por completo con cirugía se denomina resecable. No todos los tumores son resecables. Es posible que reciba tratamiento para reducir el tamaño del tumor o la cantidad de cáncer antes de la cirugía. Esto se denomina tratamiento prequirúrgico o neoadyuvante. El tratamiento después de la cirugía se denomina tratamiento posquirúrgico o adyuvante.

"No deje de hacer las cosas que disfruta. Sean cuales sean sus pasatiempos, las cosas que disfruta hacer, siga haciéndolas. Lo ayudará a sentirse más usted mismo y a mantenerse positivo durante un período que es extremadamente agotador a nivel físico y mental".

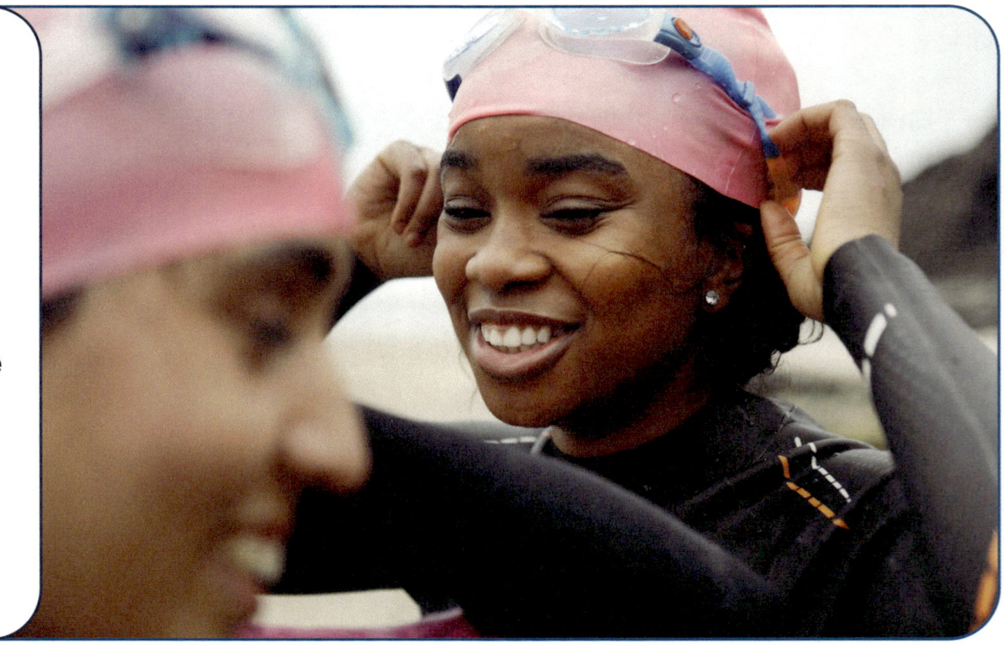

Debe consultar a un cirujano experto en su tipo de cáncer de hueso antes de decidir las opciones de tratamiento quirúrgico. No todos los cirujanos o centros oncológicos tienen experiencia en los tipos de cirugía que se describen a continuación. El tipo de cirugía se basa en muchos factores, entre ellos sus preferencias y la mejor opción para mantener la funcionalidad o la calidad de vida.

Cirugía con preservación de las extremidades

En el caso del cáncer de hueso en las extremidades, el objetivo de la cirugía, siempre que sea posible, es preservar o mantener la función de las extremidades. Es lo que se denomina cirugía con preservación de las extremidades (LSS) o cirugía de salvamento de las extremidades.

Amputación

La amputación es la cirugía para extirpar una parte o la totalidad de una extremidad, como un brazo o una pierna. Hay distintos tipos de amputaciones. Entre los tipos se incluyen: cirugía reconstructiva, injertos de hueso o implantes de piezas.

Rotoplastia

En una rotoplastia se extirpan la parte inferior del fémur, la rodilla y la parte superior de la tibia. A continuación se rota la parte inferior de la pierna y se une al fémur. La articulación del tobillo actúa como articulación de la rodilla. La intención de esta cirugía es permitir la función de la rodilla cuando de otro modo no sería posible. No todos los cirujanos o centros oncológicos ofrecen este tipo de cirugía.

Rehabilitación después de la cirugía

La rehabilitación, como la fisioterapia y la terapia ocupacional, formará parte de cualquier cirugía con preservación de las extremidades, amputación, rotoplastia o cirugía reconstructiva. La rehabilitación puede incluir terapia ocupacional para ayudar con las habilidades de la vida diaria o fisioterapia para ayudar a su cuerpo a moverse y funcionar. Un fisiatra es un médico especializado en rehabilitación.

Busque un grupo de apoyo para conocer a otras personas que hayan sufrido la pérdida de una extremidad. Esto le ayudará a recuperarse y a mantener un estilo de vida activo.

Al prepararse para la cirugía, busque atención o pida que le deriven a un hospital o centro oncológico que tenga experiencia en el tratamiento de su tipo de cáncer de hueso. Es importante encontrar un cirujano con experiencia que haya realizado este tipo de cirugía muchas veces con buenos resultados.

Cirugía paliativa

La cirugía para aliviar el dolor o las molestias se denomina cirugía paliativa. Puede utilizarse para extirpar metástasis que causan dolor. La cirugía para extirpar una metástasis se denomina metastasectomía. Es diferente de una mastectomía, que es la cirugía para extirpar la mama. A veces se ofrece cirugía paliativa para reparar un hueso roto o ayudar a evitar que se rompa un hueso con cáncer.

Tratamiento sistémico

El tratamiento sistémico (farmacológico) actúa en todo el cuerpo. Los tipos incluyen quimioterapia, tratamiento dirigido e inmunoterapia. Los tratamientos sistémicos podrían usarse solos o en combinación con otros tratamientos. Los objetivos del tratamiento sistémico deben analizarse antes de comenzar el tratamiento. Sus deseos sobre el tratamiento son importantes. Dé a conocer sus deseos en forma clara.

- El **tratamiento neoadyuvante o prequirúrgico** es el tratamiento sistémico o la radioterapia que se administra antes de la cirugía.
- El **tratamiento perioperatorio** es el tratamiento sistémico que se administra antes y después de la cirugía.
- El **tratamiento adyuvante o posquirúrgico** es el tratamiento sistémico o la radioterapia que se administra después de la cirugía.
- El **tratamiento paliativo** podría ser el término utilizado para el tratamiento sistémico administrado para el cáncer avanzado o metastásico.

A menudo, los tratamientos sistémicos se describen de la siguiente manera:

- Los **tratamientos preferidos** son los que han demostrado ser más eficaces que otros.
- **Otros tratamientos recomendados** pueden no funcionar tan bien como los preferidos, pero también pueden ser útiles.
- **En algunos casos, se utilizan tratamientos específicos** para personas con determinadas características del cáncer o circunstancias de salud.

Quimioterapia

La quimioterapia elimina las células de rápida división en todo el cuerpo, tanto las cancerosas como las normales. Se puede usar más de un medicamento de quimioterapia para tratar su tipo de cáncer. Cuando se usa solo un medicamento, se lo denomina fármaco único. La pauta de poliquimioterapia utiliza dos o más medicamentos de quimioterapia.

Algunos medicamentos de quimioterapia son líquidos que se infunden en una vena o se inyectan debajo de la piel con una aguja. Otros medicamentos de quimioterapia se pueden administrar como una píldora que se ingiere. La dosis final difiere entre las personas porque se basa en la altura y el peso corporal. La quimioterapia intratecal (IT) se inyecta en el líquido cefalorraquídeo.

En la mayoría de los casos, la quimioterapia se realiza en ciclos con días de tratamiento seguidos de días de descanso. Esto permite que el cuerpo se recupere antes del próximo ciclo. La duración de los ciclos varía según la quimioterapia que se utilice. Es posible que pase algún tiempo en el hospital durante el tratamiento.

Tratamiento dirigido

El tratamiento dirigido es un tipo de tratamiento sistémico que se centra en características específicas o únicas de las células cancerosas. Los tratamientos dirigidos buscan observar de qué manera las células cancerosas se desarrollan, se dividen y se mueven en el cuerpo. Estos medicamentos detienen la acción de las moléculas que colaboran con el crecimiento y la supervivencia de las células cancerosas. Algunos fármacos de tratamiento dirigido bloquean las señales químicas que indican a las células cancerosas que crezcan. Otros fármacos de tratamientos dirigidos bloquean las señales que provocan la formación de nuevos vasos sanguíneos. Otros se dirigen a las hormonas.

Inmunoterapia

La inmunoterapia es un tratamiento con medicamentos que aumenta la actividad del sistema inmunitario. Al hacerlo, mejora la capacidad de su cuerpo de detectar y destruir células cancerosas. La inmunoterapia puede administrarse sola o junto con otros tipos de tratamiento.

Radioterapia

La radioterapia (RT) utiliza radiación de alta energía de fotones, electrones o protones y otras fuentes para destruir las células cancerosas y reducir los tumores. Se administra durante un período específico. La radioterapia se puede administrar sola o con ciertos tratamientos sistémicos. Cuando se administra como tratamiento complementario para ayudar a aliviar la molestia o el dolor provocado por el cáncer, se denomina radioterapia paliativa.

Puede administrarse radiación:

- **Como tratamiento primario (principal).**
- **Antes de la cirugía,** llamada RT neoadyuvante, para reducir el tamaño del tumor antes de la cirugía.
- **Después de la cirugía,** denominada RT adyuvante, para destruir las células cancerosas que puedan quedar.
- **Como tratamiento paliativo** para aliviar el dolor o las molestias causadas por los tumores óseos.

Radioterapia de haz externo

La radioterapia de haz externo (RTHE) utiliza una máquina fuera del cuerpo para dirigir la radiación hacia los tumores. Hay más de un tipo de RTHE que se utiliza en el tratamiento del cáncer de hueso. Estos permiten dosis de radiación más seguras y más altas.

Se pueden usar los siguientes tipos de RTHE para tratar el cáncer:

- La **radioterapia estereotáctica corporal (SBRT)** utiliza haces de radiación de alta energía para tratar cánceres en cinco (5) tratamientos o menos.
- La **radiocirugía estereotáctica (RCE)** utiliza un equipo especial para posicionar el cuerpo y administrar una dosis de radiación elevada y precisa.
- La **radioterapia conformada tridimensional (3D-CRT)** utiliza software informático e imágenes de TC para dirigir los rayos según la forma del tumor.
- **La radioterapia de intensidad modulada (RTIM)** utiliza pequeños haces de diferentes intensidades para adaptarse a la forma del tumor.
- La **radioterapia de haz de partículas** utiliza protones, iones de carbono u otros iones pesados para tratar el cáncer de hueso.

Radiación interna

La radiación interna denominada braquiterapia consiste en colocar dentro del organismo un implante sólido similar a microesferas o semillas.

Radiofármacos

Los radiofármacos, como el radio 233 (Xofigo), contienen una sustancia radiactiva que emite radiación. Esta sustancia radiactiva es diferente al material de contraste que se usa en las imágenes.

Otros tratamientos

La ablación y la embolización se describen a continuación.

Ablación

La ablación utiliza frío o calor extremos para destruir las células cancerosas. Puede destruir pequeños tumores con poco daño a los tejidos cercanos.

Hay dos (2) tipos de ablación térmica que se utilizan para destruir las células cancerosas:

- Crioterapia o criocirugía
- Ablación por radiofrecuencia (ARF)

Todos los tipos de ablación utilizan una aguja especial, llamada sonda, que se introduce en el tumor. Con la crioterapia, se pasa un gas medicinal a través de la sonda para lograr temperaturas por debajo del punto de congelación. Esto congela el tumor y lo destruye. Con la ARF, la sonda emite ondas de radio para calentar el tumor y destruirlo. La sonda se coloca en su lugar mediante una tomografía computarizada, una ecografía u otros estudios de diagnóstico por imágenes. La sonda se retirará cuando finalice el tratamiento.

Embolización

La embolización trata los tumores mediante la interrupción de su suministro de sangre. Para ello, se introduce un catéter en una arteria y se guía hasta el tumor. Una vez en el lugar, se insertan microesferas para bloquear el flujo de sangre. En la quimioembolización, las microesferas están recubiertas de un fármaco quimioterapéutico. La radioembolización utiliza pequeñas microesferas radiactivas.

Advertencias sobre interacciones de los medicamentos y suplementos

Es posible que se le pida que deje de tomar o evite ciertos suplementos herbarios cuando se someta a un tratamiento sistémico. Algunos suplementos pueden afectar la capacidad de un medicamento para realizar su función. Esto se conoce como interacción de los fármacos.

Es fundamental hablar con su equipo de atención médica sobre cualquier suplemento que esté tomando. Algunos ejemplos incluyen lo siguiente:

- Cúrcuma
- Ginkgo biloba
- Extracto de té verde
- Hierba de San Juan
- Antioxidantes

Ciertos medicamentos también pueden afectar la capacidad de un medicamento para realizar su función. Los antiácidos, los medicamentos para el corazón o la presión y los antidepresivos son solo algunos de los medicamentos que pueden interactuar con el tratamiento sistémico o los medicamentos del tratamiento complementario que se dan durante el tratamiento sistémico. Por eso es importante que informe a su equipo de atención médica sobre cualquier medicamento, vitaminas, medicamentos de venta libre, herbarios o suplementos que esté tomando.

Lleve una lista con usted a cada visita.

Ensayos clínicos

Un ensayo clínico es un tipo de estudio de investigación médica. Después de desarrollar y analizar en un laboratorio nuevas formas posibles de tratar el cáncer, es necesario estudiarlas en las personas. Si en un ensayo clínico se determina que un fármaco, un dispositivo o un método de tratamiento es seguro y eficaz, es posible que lo apruebe la Administración de Alimentos y Medicamentos de los Estados Unidos (FDA).

Todas las personas con cáncer deben considerar atentamente todas las opciones de tratamiento que existen para tratar su tipo de cáncer, incluidos los tratamientos estándares y los ensayos clínicos. Converse con su médico para evaluar si tiene sentido participar en un ensayo clínico.

Fases

La mayoría de los ensayos clínicos sobre el cáncer se centran en el tratamiento y se realizan por fases.

- Los ensayos de **fase 1** estudian la seguridad y los efectos secundarios de un medicamento en investigación o un método de tratamiento.
- Los ensayos de **fase 2** evalúan el grado en que un medicamento o método actúa contra un tipo de cáncer específico.
- En los ensayos de **fase 3,** se evalúa el medicamento o el método en comparación con el tratamiento estándar. Si los resultados son buenos, puede ser aprobado por la FDA.
- Los ensayos de **fase 4** estudian la seguridad y el beneficio de un tratamiento aprobado por la FDA.

¿Quién puede inscribirse?

Depende de las normas del ensayo clínico, denominadas criterios de elegibilidad. Las reglas pueden referirse a la edad, el tipo y la etapa del cáncer, los antecedentes de tratamiento o el estado de salud general. Estos garantizan que los participantes se asemejen en formas específicas y que el ensayo sea lo más seguro posible para los participantes.

Consentimiento informado

Un equipo de investigación administra los ensayos clínicos. Este grupo de expertos revisará el estudio con usted en detalle, incluidos el propósito, y los riesgos y beneficios de participar. Toda esta información también se proporciona en un formulario de consentimiento informado. Lea el formulario detenidamente y haga preguntas antes de firmarlo. Tómese el tiempo que necesite para conversar con personas de su confianza. Tenga en cuenta que puede dejar el ensayo clínico y recibir un tratamiento fuera del ensayo clínico en cualquier momento.

¿Recibiré un placebo?

Los placebos (versiones inactivas de medicamentos reales) casi nunca se usan solos en los ensayos clínicos sobre el cáncer. Es común recibir el placebo con el tratamiento habitual o el medicamento nuevo con el tratamiento estándar. Antes de inscribirse, se le informará, verbalmente y por escrito, si el ensayo clínico tiene previsto el uso de un placebo.

¿Los ensayos clínicos son gratuitos?

No tiene que pagar nada para inscribirse en un ensayo clínico. El patrocinador del estudio paga los costos relacionados con la investigación, incluido el medicamento del estudio. Pero es posible que tenga que pagar otros servicios, como transporte o servicios de cuidado infantil, debido a las consultas adicionales. Durante el ensayo, continuará recibiendo la atención habitual contra el cáncer. Este tipo de atención a menudo está cubierta por este.

Tratamiento complementario general

El tratamiento complementario ayuda a mejorar su calidad de vida durante el tratamiento del cáncer y después de este. El objetivo es prevenir o controlar los efectos secundarios y los síntomas, como el dolor y la fatiga relacionados con el cáncer. También aborda los problemas mentales, sociales y espirituales a los que se enfrentan las personas con cáncer.

El tratamiento complementario está disponible para todas las personas con cáncer y sus familias, no solo para las que se encuentran al final de la vida. También se denomina cuidados paliativos.

El tratamiento complementario también puede ayudarle a:

- Toma de decisiones sobre el tratamiento.
- Coordinación de la atención médica.
- Pago de la atención médica.
- Planificación anticipada de la atención y relacionada con el final de la vida.

Efectos secundarios

Todos los tratamientos para el cáncer causan problemas de salud no deseados llamados efectos secundarios. Los efectos secundarios dependen de muchos factores. Estos factores incluyen el tipo de medicamento y la dosis, la duración del tratamiento y la persona. Algunos efectos secundarios pueden ser muy perjudiciales para su salud. Otros pueden ser simplemente desagradables. El tratamiento puede causar efectos secundarios graves. Algunos son muy graves.

Pida la lista completa de efectos secundarios de su tratamiento. Además, avise a su equipo de atención si tiene síntomas nuevos o si se ha agravado alguno de los síntomas que presentaba. Puede haber formas de ayudar a que se sienta mejor. También hay formas de prevenir algunos efectos secundarios. Se controlará de cerca que no tenga efectos secundarios.

Efectos tardíos

Los efectos tardíos son efectos secundarios que ocurren meses o años después de que se diagnostica una enfermedad o después de que se finaliza el tratamiento. Los efectos tardíos pueden ser causados por el cáncer o el tratamiento del cáncer. Pueden incluir problemas de salud física, mental y social y tumores secundarios. Cuanto antes se traten los efectos tardíos, mejor. Pregúntele a su equipo de atención médica qué efectos tardíos podrían presentarse. Esto le ayudará a saber qué alternativa buscar.

Supervivencia

Una persona es sobreviviente del cáncer desde el momento del diagnóstico hasta el final de su vida. Después del tratamiento, se controlará su salud para determinar los efectos secundarios del tratamiento y la reaparición del cáncer. Esto es parte de su plan de atención de supervivencia. Es importante que no falte a las visitas de seguimiento y a las citas para los estudios de diagnóstico por imágenes. Busque una buena atención médica de rutina, incluidas visitas regulares al médico para atención preventiva y estudios de detección de cáncer.

El plan de atención de supervivencia personalizado incluye un resumen de los posibles efectos a largo plazo del tratamiento, llamados efectos tardíos, y enumera las pruebas de seguimiento. Consulte cómo coordinará su proveedor de atención primaria con los especialistas para su atención de seguimiento.

Puntos clave

- La cirugía es una operación o procedimiento para extirpar el cáncer del cuerpo. El tipo de cirugía depende del tamaño, la ubicación y la cantidad de tumores.
- El tratamiento sistémico actúa en todo el cuerpo. Incluye quimioterapia, tratamiento dirigido e inmunoterapia.
- La radioterapia (RT) utiliza radiación de alta energía de rayos X, protones, rayos gamma y otras fuentes para destruir las células cancerosas y reducir los tumores.
- La ablación utiliza frío o calor extremos para destruir las células cancerosas.
- La embolización trata los tumores mediante la interrupción de su suministro de sangre.
- El tratamiento complementario es atención médica que alivia los síntomas causados por el cáncer o su tratamiento y mejora la calidad de vida.

Preguntas para hacer

- ¿Puede recomendarme un médico, hospital o centro oncológico especializado en mi tipo de cáncer de hueso?
- ¿Qué tratamiento(s) recomienda y por qué?
- ¿Qué puedo esperar del tratamiento?
- ¿Soy candidato para un ensayo clínico?
- ¿Cómo se tratarán los efectos secundarios?

Recursos sobre el tratamiento complementario

Puede encontrar más información sobre el tratamiento complementario en NCCN.org/patientguidelines y en la aplicación NCCN Patient Guides for Cancer.

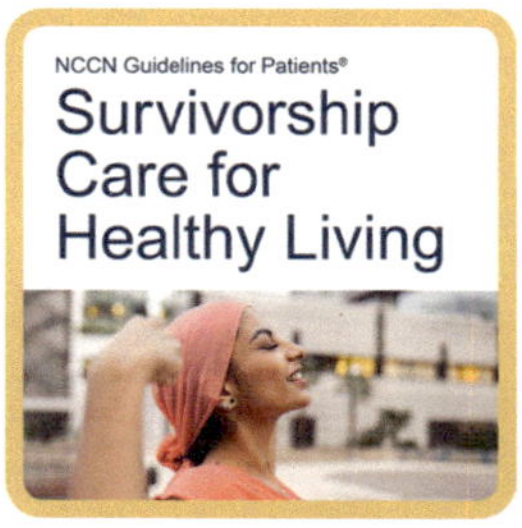

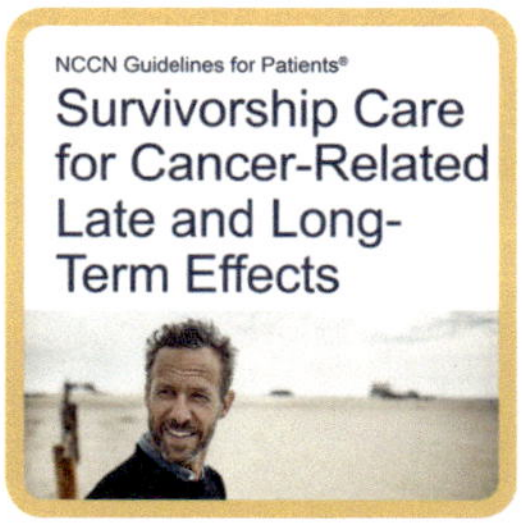

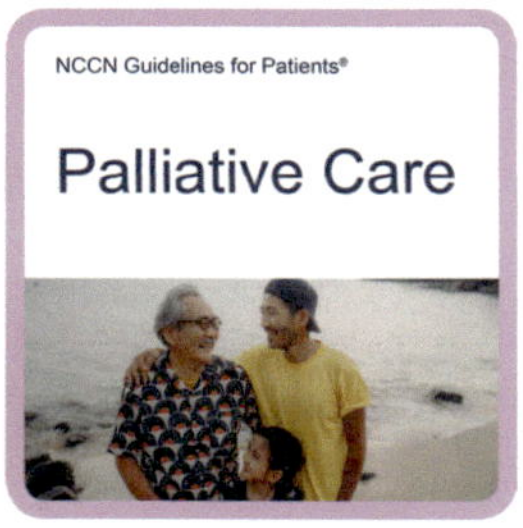

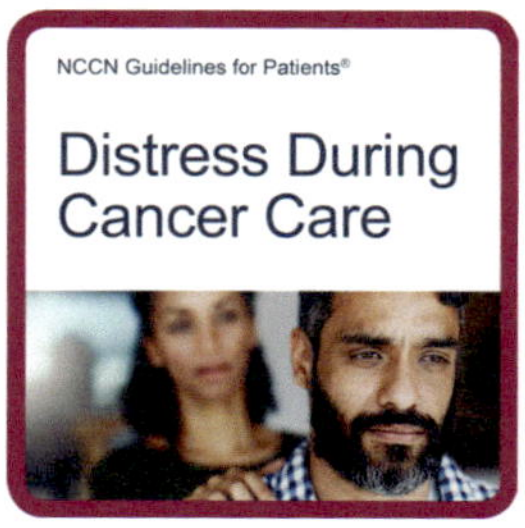

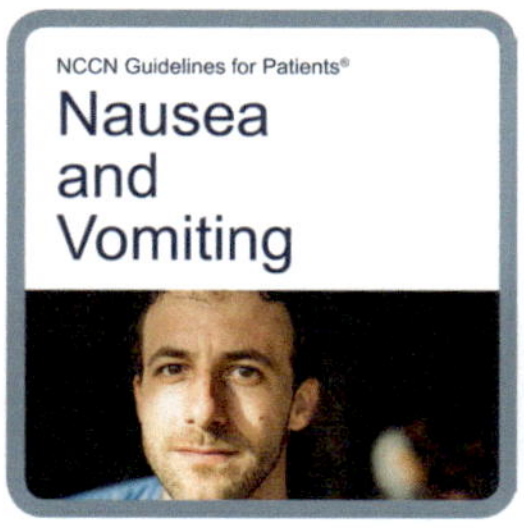

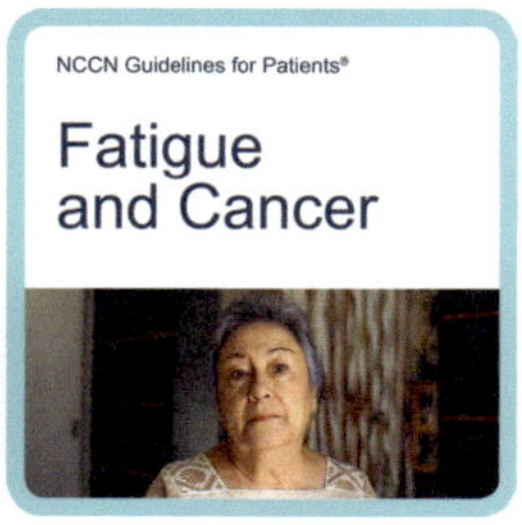

5
Condrosarcoma

El condrosarcoma comienza en las células que forman el cartílago. Por lo general, el tratamiento consiste en una cirugía para extirpar el tumor. Juntos, usted y su equipo de atención médica elegirán el plan de tratamiento que sea mejor para usted.

Descripción general

El condrosarcoma comienza en las células que forman el cartílago. Es más frecuente en el fémur, el brazo (húmero) o la pelvis. El tratamiento se basa en el tipo, el grado y la ubicación del tumor.

El tumor que puede extirparse con cirugía se denomina resecable. Un tumor irresecable no se puede extirpar con cirugía. La cirugía para extirpar por completo el tumor se denomina escisión amplia. Los tumores intracompartimentales no se han extendido fuera del hueso. Los tumores extracompartimentales se han extendido fuera del hueso.

El tratamiento se agrupa de la siguiente manera:

- **Tumores localmente agresivos**
- **Tumores malignos** que incluyen los siguientes:
  - Los tumores apendiculares extracompartimentales de grado bajo que se han extendido fuera del hueso en el esqueleto apendicular.
  - Los tumores axiales de grado 1 que se desarrollan en el esqueleto axial, que incluye la pelvis, las costillas, el esternón y la escápula.
  - Los tumores de grado alto (grado 2 o 3) que tienen un aspecto muy anormal al examinarlos al microscopio.
  - Los tumores de células claras que son un tipo de condrosarcoma de grado alto.
  - Los tumores extracompartimentales que se han extendido a través de la pared ósea y fuera de la zona en la que se originaron.
- **Enfermedad metastásica**
- Los **tumores desdiferenciados** se tratan con el tratamiento para el osteosarcoma.
- Los **tumores mesenquimales** se tratan con el tratamiento para el sarcoma de Ewing.

Tratamiento de tumores primarios

Las opciones de tratamiento se basarán en el tipo y la ubicación del condrosarcoma, en sus preferencias y en las recomendaciones de su equipo de atención médica.

Tumores localmente agresivos

Esta sección se refiere al tratamiento de los tumores cartilaginosos atípicos (ACT), que son tumores intracompartimentales de grado bajo del esqueleto apendicular. El esqueleto apendicular incluye la cintura escapular, las extremidades superiores, la cintura pélvica y las extremidades inferiores. Estos tumores no se han extendido a través de la pared ósea ni a ninguna otra parte del cuerpo. Los ACT rara vez hacen metástasis y por eso se denominan tumores localmente agresivos. En algunos casos, los ACT pueden transformarse en un tumor maligno, más agresivo. Si esto ocurre, se tratará como un cáncer.

En función de la ubicación del tumor, el tratamiento consiste en una escisión intralesional (cirugía) para extirpar una parte del tumor. También se conoce como legrado. La escisión intralesional no es una opción para los tumores pélvicos o los tumores que se han determinado como malignos. La cirugía para extirpar por completo el tumor (escisión amplia) podría ser una opción.

Una vez finalizado el tratamiento, se le controlará mediante las siguientes pruebas para detectar si el tumor vuelve a aparecer, lo que se denomina recurrencia.

- Examen físico
- Radiografías del sitio primario, según sea necesario, cada 6 a 12 meses durante 2 años, luego una vez al año, según sea necesario.
- Otros estudios de diagnóstico por imágenes, como TC, RM, radiografía de tórax y gammagrafía ósea, según sea necesario.

Tumores malignos

Los tumores malignos son cánceres propensos a hacer metástasis y extenderse. Por lo tanto, necesitan un tratamiento más agresivo que los tumores benignos, localmente agresivos.

Las opciones de tratamiento incluyen lo siguiente:

- Si es resecable, cirugía para extirpar por completo el tumor (escisión amplia). Puede tratarse de una escisión con preservación de las extremidades o de una amputación.
- Si se considera irresecable o al límite de resección, puede administrarse radioterapia.

Esqueleto apendicular

El esqueleto apendicular incluye la cintura escapular, las extremidades superiores, la cintura pélvica y las extremidades inferiores. El esqueleto axial incluye el cráneo, la caja torácica y la columna vertebral.

Reproducido con permiso de Cancer Research UK/Wikimedia Commons.

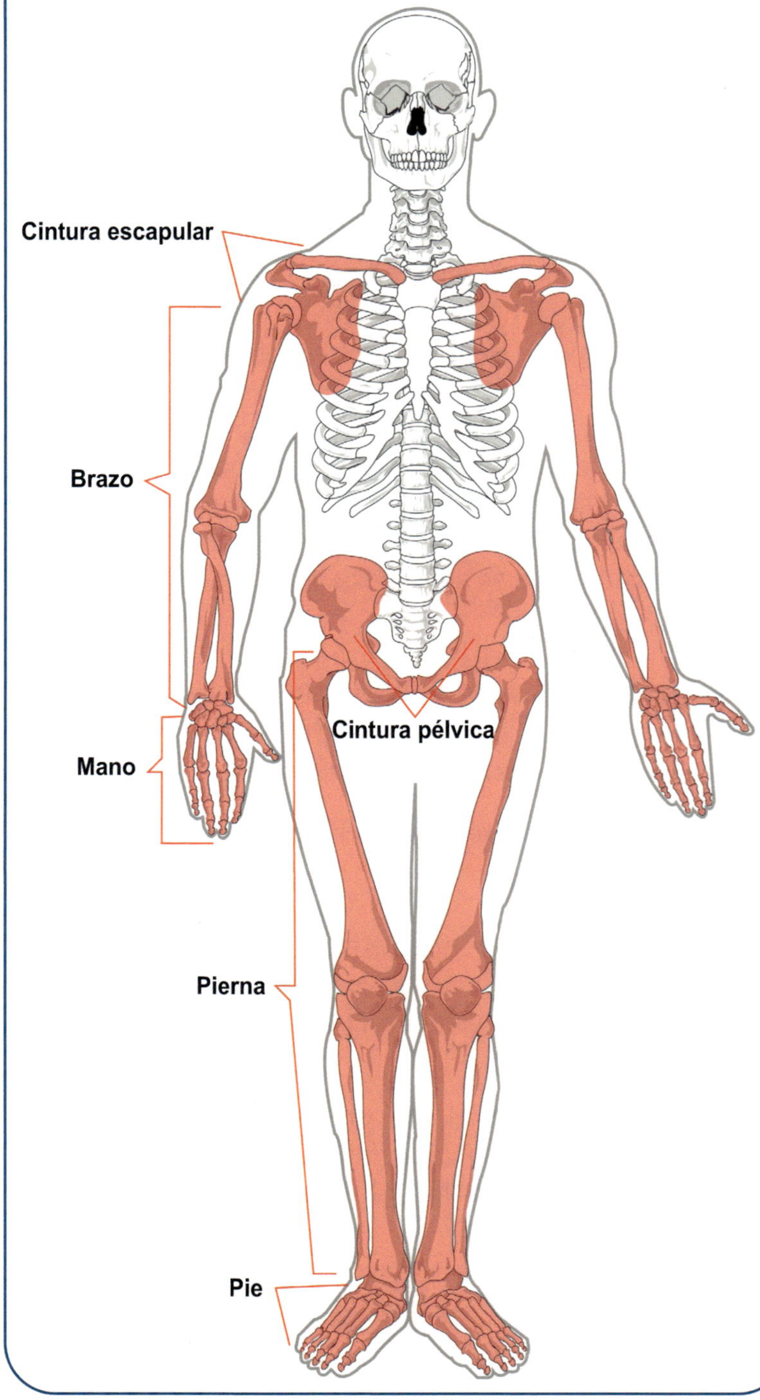

Después del tratamiento, deberá monitorizar lo siguiente para controlar las recurrencias:

- Examen físico
- Radiografías del sitio primario y TC y RM, según sea necesario.
- Exploraciones torácicas cada 3 a 6 meses; esto puede incluir una TC de tórax al menos cada 6 meses durante 5 años, y después cada año durante al menos 10 años.
- Nueva evaluación de la función en cada consulta de seguimiento.

Recurrencia

Se denomina recurrencia a la reaparición del cáncer después de un período sin la enfermedad. Cuando hay sospecha de recurrencia, a veces se realiza una biopsia para confirmar el diagnóstico.

Si el cáncer reaparece en el mismo lugar o cerca de él, las opciones de tratamiento son las siguientes:

- Si es resecable, cirugía para extirpar por completo el tumor (escisión amplia). Si con la cirugía no se logra extirpar por completo el cáncer, es posible que le practiquen otras cirugías o que le administren radioterapia.
- Si es irresecable, podría administrarse radioterapia.

Enfermedad metastásica

El tratamiento para el condrosarcoma metastásico se basa en la cantidad de enfermedad metastásica observada. Si hay pocos focos de metástasis, se habla de oligometástasis. Si hay muchas zonas, se habla de metástasis generalizada. El tratamiento se centra en reducir el número de metástasis o la cantidad de cáncer.

Oligometástasis

En las oligometástasis, hay un número limitado de metástasis. Si es posible, se le practicará una cirugía para extirpar todas las metástasis. La radioterapia es una opción para las metástasis irresecables. Un ensayo clínico en el que se utiliza tratamiento sistémico también es una opción.

Enfermedad generalizada

Las opciones de tratamiento para la enfermedad generalizada pueden incluir:

- Radioterapia, cirugía o tratamientos de ablación en los sitios que causan síntomas.
- Tratamiento sistémico como dasatinib (Sprycel) o pazopanib (Votrient).
- Ensayo clínico

Antes de iniciar el tratamiento sistémico, pueden realizarse pruebas de biomarcadores. No todas las personas con condrosarcoma metastásico pueden someterse a cirugía o tratamiento sistémico. Para los tumores con mutaciones en el gen *IDH1*, ivosidenib (Tibsovo) puede ser una opción. Para los tumores MSI-H/dMMR, pembrolizumab (Keytruda) es la opción de tratamiento sistémico preferido. Los tratamientos preferidos son los que han demostrado ser más eficaces que otros.

Puntos clave

- El condrosarcoma comienza en las células que forman el cartílago.
- El tratamiento se basa en el grado del tumor y en si puede extirparse con cirugía.
- El tumor que puede extirparse con cirugía se denomina resecable. El tumor que no puede extirparse con cirugía se denomina irresecable. Los tumores irresecables suelen tratarse con radioterapia (RT).
- La cirugía para extirpar una parte del tumor se denomina escisión intralesional o legrado, y se limita a los tumores que se consideran no cancerosos. La cirugía para extirpar por completo el tumor se denomina escisión amplia.
- El tratamiento primario para el condrosarcoma no metastásico es la resección quirúrgica amplia.
- El objetivo del tratamiento para el condrosarcoma metastásico es reducir la cantidad de metástasis o la cantidad de cáncer en el cuerpo.
- El ensayo clínico es una opción para el condrosarcoma metastásico.

Preguntas para hacer

- ¿El tumor es resecable o irresecable y cómo afecta esto a mis opciones de tratamiento?
- ¿Qué efectos secundarios podría sufrir con el tratamiento?
- ¿Qué decisiones se pueden tomar hoy?
- ¿Quién puede ayudarme a decidir qué tratamiento es el mejor para mí?
- ¿Existen opciones de ensayos clínicos para mí?

6
Cordoma

El cordoma es un sarcoma de crecimiento lento que suele originarse en la parte inferior de la columna vertebral o en la base del cráneo. Suele crecer en el tejido blando que rodea el hueso, lo que dificulta su tratamiento. Las alternativas de tratamiento incluyen cirugía y radioterapia. Juntos, usted y su equipo de atención médica elegirán el plan de tratamiento que sea mejor para usted.

En el caso de los cordomas poco diferenciados o desdiferenciados, consulte *NCCN Guidelines for Patients®: Sarcoma de tejidos blandos* en NCCN.org/patientguidelines y en la aplicación NCCN Patient Guides for Cancer.

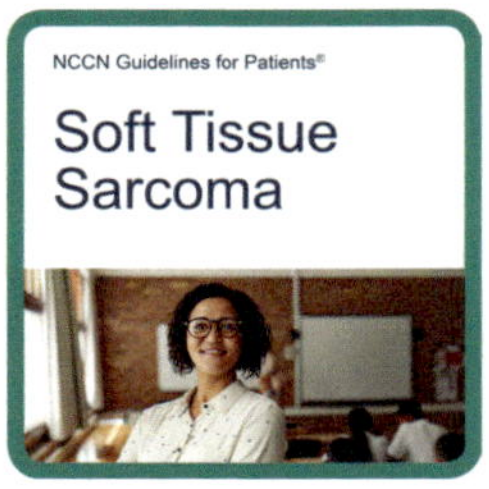

Descripción general

Los cordomas son un tipo de tumor canceroso que puede aparecer en cualquier parte de la columna vertebral, desde la base del cráneo hasta el coxis. Estos tumores crecen lentamente, invadiendo poco a poco el hueso y los tejidos blandos cercanos.

Los tumores suelen afectar a estructuras críticas como el tronco encefálico, la médula espinal e importantes nervios y arterias. Por este motivo, los cordomas son difíciles de tratar. También pueden reaparecer después del tratamiento, habitualmente en el mismo lugar que el primer tumor. Esto se llama recurrencia local. En 2 de cada 5 personas, el tumor finalmente se extiende, o hace metástasis, a otras partes del cuerpo.

Este capítulo se refiere a los cordomas convencionales o condroides. Las personas con cordoma deben ser evaluadas y tratadas por un equipo multidisciplinar experto en el tratamiento del cordoma. Antes de iniciar el tratamiento, se le realizarán estudios de diagnóstico por imágenes de la ubicación principal (primaria) del sarcoma.

Tratamiento

Los cordomas se tratan en función de la ubicación del tumor:

- Tumores en la columna vertebral que incluyen el sacro y el coxis (sacrocoxígeos).
- Tumores en o sobre la base del cráneo.

El tumor que puede extirparse con cirugía se denomina resecable. Un tumor irresecable no se puede extirpar con cirugía y podría tratarse con radioterapia (RT). Los cordomas suelen extenderse fuera del hueso, en los tejidos circundantes cercanos a órganos vitales, venas y arterias. También puede ser necesario extirpar partes de estos tejidos y volver a unirlos. Esto se denomina resección. El objetivo es extirpar la mayor parte posible del tumor.

Tumores en la columna vertebral

En el caso de tumores en la columna vertebral:

- Si los tumores son resecables, la cirugía (escisión amplia) es la parte más importante del tratamiento. La RT se puede administrar antes, durante o después de la cirugía.
- Si el tumor es irresecable, la RT sin cirugía puede ser una opción.

Tumores en la base del cráneo

En el caso de tumores en la base del cráneo:

- Si el tumor es resecable, se realizará una cirugía (escisión intralesional). La RT se puede administrar antes, durante o después de la cirugía. Se realizará una RM de seguimiento con contraste para determinar si es necesaria la RT u otra cirugía.
- Si el tumor es irresecable, la RT podría ser una opción.

Seguimiento

Después de completar el tratamiento, se le controlará para detectar signos de que el cáncer volvió a aparecer, lo que se conoce como recurrencia. El seguimiento incluye estudios de diagnóstico por imágenes durante un máximo de 10 años o según sea necesario.

Recurrencia

Cuando el cáncer reaparece, se denomina recurrencia. El tratamiento se basa en si se trata de una recurrencia local o metastásica. En la recurrencia local, el cáncer reaparece cerca del sitio donde se encontró el tumor inicial (original). En la recurrencia metastásica, el cáncer se encuentra en los huesos u otras partes del cuerpo distantes del lugar original.

El tratamiento puede incluir uno o más de los siguientes:

- Cirugía
- Tratamiento sistémico
- Radioterapia
- Ablación
- Ensayo clínico
- El mejor tratamiento complementario para aliviar los síntomas causados por el cáncer y mejorar la calidad de vida.

Los tratamientos podrían usarse solos o en combinación con otros. El tratamiento sistémico es una terapia con medicamentos que funciona en todo el cuerpo. Antes de iniciar el tratamiento sistémico, pueden realizarse pruebas de biomarcadores. La mayoría de las opciones de tratamiento sistémico para la recurrencia del cordoma son tratamientos dirigidos como imatinib (Gleevec), dasatinib (Phyrago, Sprycel) y sunitinib (Sutent). Se pueden administrar otros tratamientos dirigidos.

Puntos clave

- Los cordomas se tratan en función de la ubicación del tumor.
- El tumor que puede extirparse con cirugía se denomina resecable. El objetivo de la cirugía es extirpar la mayor parte posible del tumor.
- Un tumor irresecable no se puede extirpar con cirugía y podría tratarse con radioterapia (RT).
- Cuando el cáncer reaparece, se denomina recurrencia. En la recurrencia local, el cáncer reaparece cerca del sitio donde se encontró el tumor inicial. En la recurrencia metastásica, el cáncer se encuentra en los huesos u otras partes del cuerpo distantes del lugar original.
- El mejor tratamiento complementario es la atención médica que alivia los síntomas causados por el cáncer o su tratamiento y mejora la calidad de vida.

El tratamiento sistémico actúa en todo el cuerpo. Incluye quimioterapia, tratamiento dirigido, inmunoterapia y otros tratamientos.

Preguntas para hacer

- ¿Qué tratamiento(s) recomienda y por qué?
- ¿Existen recursos que me ayuden a pagar el tratamiento u otros cuidados que pueda necesitar?
- ¿Algún tratamiento ofrece una cura? Si no es curable, ¿el tratamiento puede impedir que el cáncer se extienda?
- ¿Es importante el orden del tratamiento?
- ¿Qué efectos secundarios podría sufrir con este tratamiento?

7

Sarcoma de Ewing

El sarcoma de Ewing es un grupo de cánceres que se originan en el hueso o en los tejidos blandos. El tratamiento comienza con un tratamiento sistémico. Juntos, usted y su equipo de atención médica elegirán el plan de tratamiento que sea mejor para usted.

Descripción general

El sarcoma de Ewing es un tumor canceroso que se origina en el hueso o en los tejidos blandos. Los tejidos blandos incluyen músculos, órganos o nervios.

Hay dos (2) tipos de sarcomas de Ewing:

- Sarcoma de Ewing de hueso
- Sarcoma de Ewing de tejidos blandos

El sarcoma de Ewing de hueso suele aparecer en el muslo (fémur), la pelvis y los huesos del tórax. Sin embargo, puede afectar a cualquier hueso. Cuando aparece en un hueso largo, la diáfisis es el lugar más frecuente. El sarcoma de Ewing puede extenderse a otras partes del cuerpo (metástasis), generalmente a los pulmones, otros huesos o la médula ósea.

Pruebas

Antes de iniciar el tratamiento, se le realizarán análisis de laboratorio, estudios de diagnóstico por imágenes y otras pruebas. El tratamiento puede alterar la fertilidad. Por lo tanto, es posible que se le refiera a un especialista en fertilidad para conversar acerca de las opciones de preservación de la fertilidad antes de iniciar el tratamiento.

Para conocer los posibles estudios, consulte la **Guía 2**.

Guía 2 Posibles estudios para el sarcoma de Ewing
Antecedentes médicos y examen físico
RM con o sin TC (ambas con contraste) del sitio primario
TC de tórax
TEP-FDG/TC (preferido) o gammagrafía ósea
Posible biopsia de médula ósea o RM de detección de columna y pelvis
Pruebas de biomarcadores (pueden requerir una nueva biopsia)
Lactato deshidrogenasa (LDH)
Considere la posibilidad de consultar a un especialista en fertilidad antes de iniciar el tratamiento.

Tratamiento primario

El tratamiento sistémico es el primer o principal tratamiento para todos los tipos de sarcoma de Ewing. Incluye una combinación de quimioterapias. Esto se denomina poliquimioterapia. Recibirá al menos 9 semanas de poliquimioterapia de primera línea.

A menudo, los tratamientos sistémicos se describen de la siguiente manera:

- Los **tratamientos preferidos** son los que han demostrado ser más eficaces que otros.
- **Otros tratamientos recomendados** pueden no funcionar tan bien como los preferidos, pero también pueden ser útiles.
- **En algunos casos, se utilizan tratamientos específicos** para personas con determinadas características del cáncer o circunstancias de salud.

Para conocer las opciones de tratamiento sistémico de primera línea, **consulte la Guía 3.**

Reestadificación

Después del tratamiento primario con un tratamiento sistémico de primera línea, se volverá a estadificar su cáncer.

Entre las posibles pruebas para reevaluar el cáncer se incluyen:

- TC de tórax
- RM con o sin TC (ambas con contraste) del sitio primario
- Radiografías del sitio primario
- TEP-FDG/TC (de la cabeza a los pies) o gammagrafía ósea
- Pueden repetirse las exploraciones de diagnóstico por imágenes anteriores.

La reestadificación determinará si el cáncer:

- Está estable o con mejoría.
- No responde al tratamiento o ha progresado.

Guía 3
Opciones de tratamiento sistémico de primera línea: Sarcoma de Ewing

Opción recomendada	• Vincristina, doxorrubicina y ciclofosfamida alternadas con ifosfamida y etopósido (VDC/IE). La doxorrubicina puede sustituirse por dactinomicina.
Otras recomendaciones	• Vincristina, doxorrubicina, ifosfamida y dactinomicina (VAIA) • Vincristina, ifosfamida, doxorrubicina y etopósido (VIDE)

*Nota: La doxorrubicina puede sustituirse por dactinomicina.

Enfermedad estable o con mejoría

Esta sección está dirigida a las personas con enfermedad estable o con mejoría después del tratamiento sistémico primario. El tratamiento que se centra en el sitio o sitios principales del tumor se denomina tratamiento de control local.

El tratamiento de control local puede incluir:

- Cirugía para extirpar el tumor (escisión amplia). Podría ser una cirugía con preservación de las extremidades o una amputación.
- Radioterapia (RT)

Con el tratamiento de control local, el objetivo es extirpar quirúrgicamente todo el cáncer o destruir todas las células cancerosas con RT. A veces se recomienda la cirugía con RT. Es probable que necesite más ciclos de tratamiento sistémico después del tratamiento de control local. El mejor tratamiento para usted se basará en las recomendaciones del equipo oncológico multidisciplinar y en sus preferencias.

Seguimiento

Después de completar el tratamiento, se le controlará para detectar signos de que el cáncer volvió a aparecer, lo que se conoce como recidiva o recurrencia. El seguimiento incluye exámenes físicos, análisis de sangre y estudios de diagnóstico por imágenes.

Si el sarcoma de Ewing reaparece, el tratamiento consiste en un tratamiento sistémico con la posibilidad de radioterapia o una nueva cirugía.

Progresión del cáncer

Cuando el cáncer no responde o progresa después del tratamiento primario, se puede considerar el tratamiento de control local, como la radioterapia (RT) o la cirugía, para prevenir que el cáncer se extienda o para aliviar los síntomas. Si el cáncer sigue avanzando o ha hecho metástasis, las opciones incluyen un tratamiento sistémico de segunda línea o el mejor tratamiento complementario.

Para conocer las opciones de tratamiento sistémico de segunda línea, **consulte la Guía 4.**

Guía 4 **Opciones de tratamiento sistémico de segunda línea: Recidiva, progresión o metástasis**	
Opciones recomendadas	• Ciclofosfamida y topotecán. Puede añadirse vincristina. • Irinotecán y temozolomida. Puede añadirse vincristina.
Otras recomendaciones	• Cabozantinib • Docetaxel y gemcitabina. Puede añadirse vincristina. • Ifosfamida (dosis alta) • Regorafenib
Útil en algunos casos	• Ifosfamida, carboplatino y etopósido. Puede añadirse vincristina. • Lurbinectedina

Enfermedad metastásica

El sarcoma de Ewing metastásico es un cáncer que se encuentra en más de una ubicación. Puede tratarse de un cáncer que se ha extendido desde el sitio original o la primera ubicación a otras partes del cuerpo. El tratamiento de la enfermedad metastásica en el momento del diagnóstico es diferente del tratamiento del cáncer que ha reaparecido o progresado. A continuación se explica el tratamiento del cáncer que se ha extendido o ha hecho metástasis.

Control local

El tratamiento de control local se centra en el tumor primario (principal). Las opciones incluyen cirugía, radioterapia (RT), tratamiento sistémico o una combinación de estos tratamientos. Las metástasis pueden tratarse por separado. Los pulmones, los huesos y la médula ósea son los lugares más frecuentes de metástasis. A menudo, una metástasis pulmonar es más fácil de tratar que una metástasis en otras zonas. El tratamiento de las metástasis pulmonares puede incluir cirugía o RT.

Metástasis generalizada

El tratamiento de la enfermedad metastásica generalizada consiste en un tratamiento sistémico con cirugía paliativa o radioterapia paliativa para tratar las zonas que causan dolor o molestias. Pueden utilizarse otras técnicas para tratar las metástasis. Pueden realizarse pruebas de biomarcadores antes de continuar con el tratamiento sistémico.

Enfermedad metastásica en el momento del diagnóstico

El tratamiento sistémico es el primer o principal tratamiento para todos los tipos de sarcoma de Ewing, incluida la enfermedad metastásica como primer diagnóstico (inicial). El tratamiento sistémico incluye una combinación de quimioterapias denominada poliquimioterapia. Las opciones de tratamiento sistémico para un diagnóstico inicial de sarcoma de Ewing metastásico pueden consultarse en la **Guía 5.**

Guía 5
Opciones de tratamiento sistémico: Enfermedad metastásica en el momento del diagnóstico inicial

Opciones recomendadas	• Vincristina, doxorrubicina y ciclofosfamida alternadas con ifosfamida y etopósido (VDC/IE) • Vincristina, doxorrubicina, ifosfamida y dactinomicina (VAIA) • Vincristina, ifosfamida, doxorrubicina y etopósido (VIDE) • Vincristina, doxorrubicina y ciclofosfamida (VDC)

*Nota: La doxorrubicina puede sustituirse por dactinomicina.

Puntos clave

- El tratamiento sistémico es el primer o principal tratamiento para el sarcoma de Ewing. Es una combinación de quimioterapias.
- El tratamiento posterior al tratamiento sistémico de primera línea se denomina tratamiento de control local. Se centra en la zona o zonas principales del tumor. El objetivo es extirpar todo el cáncer mediante cirugía o destruir todas las células cancerosas con radioterapia. Después de la cirugía o la radioterapia (RT) puede administrarse otro tratamiento sistémico.
- El tratamiento para un diagnóstico inicial de sarcoma de Ewing metastásico es diferente al del cáncer que se ha extendido durante el tratamiento o después de este.
- La enfermedad metastásica en el momento del diagnóstico se trata con poliquimioterapia. El tratamiento del cáncer que ha progresado o se ha extendido durante el tratamiento o después de este suele consistir en una combinación de tratamientos.

Los cuidados paliativos son adecuados para todas las personas, independientemente de la edad, el estadio del cáncer o la necesidad de recibir otros tratamientos. Se enfoca en las necesidades físicas, emocionales, sociales y espirituales que afectan la calidad de vida.

Preguntas para hacer

- ¿Qué tratamiento(s) recomienda y por qué?
- ¿Qué parte de este tratamiento está cubierta por mi seguro?
- ¿Algún tratamiento ofrece una cura? Si no es curable, ¿el tratamiento puede impedir que el cáncer se extienda?
- ¿Es importante el orden del tratamiento?
- ¿Qué efectos secundarios podría sufrir con este tratamiento?

8

Tumor de células gigantes óseo

El tumor de células gigantes óseo (TCG óseo) suele ser benigno (no canceroso). Sin embargo, es una enfermedad agresiva e impredecible que suele reaparecer. El tratamiento es necesario para prevenir lesiones óseas graves. Juntos, usted y su equipo de atención médica elegirán el plan de tratamiento que sea mejor para usted.

Descripción general

El tumor de células gigantes óseo (TCG óseo) es un tumor poco frecuente, agresivo y no canceroso. Suele aparecer en adultos de entre 20 y 40 años, cuando el crecimiento óseo del esqueleto ha finalizado. Cuando se observa al microscopio, el tumor está formado por muchas células muy grandes o células gigantes. Se desconoce la causa de un tumor de células gigantes. El TCG óseo suele desarrollarse cerca de una articulación en el extremo del hueso. La rodilla es la ubicación más común, pero puede encontrarse en los huesos de los brazos y las piernas. También puede afectar a huesos planos, como el esternón o la pelvis.

El TCG óseo tiene una fuerte tendencia a reaparecer en el mismo sitio. Esto se llama recurrencia local. Aunque es poco frecuente, también puede aparecer en los pulmones (metástasis).

Siempre que sea posible, el tratamiento de un tumor de células gigantes es la cirugía para extirpar el tumor. El objetivo del tratamiento es evitar daños en el hueso cercano a la articulación afectada. Antes de iniciar el tratamiento, le harán una biopsia para confirmar el diagnóstico y estudios de diagnóstico por imágenes para ver si el tumor está en una única zona (localizado) o se ha extendido a lugares distantes (hizo metástasis).

Para conocer los posibles estudios antes de iniciar el tratamiento, **consulte la Guía 6**.

Guía 6 Posibles estudios para el TCG óseo
Antecedentes médicos y examen físico
Estudios de diagnóstico por imágenes del sitio principal
Estudios de diagnóstico por imágenes del tórax
Gammagrafía ósea
Biopsia para confirmar el diagnóstico

Enfermedad localizada

En la enfermedad localizada, el tumor se limita a una zona. El tratamiento se basa en si el tumor es resecable o irresecable, así como en su estado general de salud.

Resecable

Un tumor resecable se puede extirpar con cirugía. Si es posible, se le practicará una cirugía para extirpar el tumor. Con frecuencia, la cirugía consiste en una escisión intralesional o legrado para preservar el hueso normal y eliminar todas las células tumorales. A veces, se requiere una cirugía mayor (resección amplia) para extirpar todo el hueso que tiene el tumor. Este tipo de cirugía de resección amplia puede requerir la reconstrucción del hueso o la articulación. En el momento de la cirugía, el cirujano puede utilizar tratamientos como la ablación o la embolización para ayudar a prevenir que el tumor vuelva a aparecer.

Irresecable

Un tumor irresecable no se puede extirpar con cirugía. Esto puede deberse a la ubicación o a otros motivos, como que tenga un problema de salud grave que le impida someterse a una cirugía.

Los tratamientos incluyen lo siguiente:

- Denosumab (preferido)
- Embolización (preferido)
- Radioterapia (RT)

El denosumab (Xgeva) se administra para prevenir la pérdida de masa ósea y las fracturas. La RT y el uso prolongado de denosumab conllevan algunos riesgos.

Tumor de células gigantes óseo

Los tumores de células gigantes suelen encontrarse en el extremo del hueso del muslo (fémur).

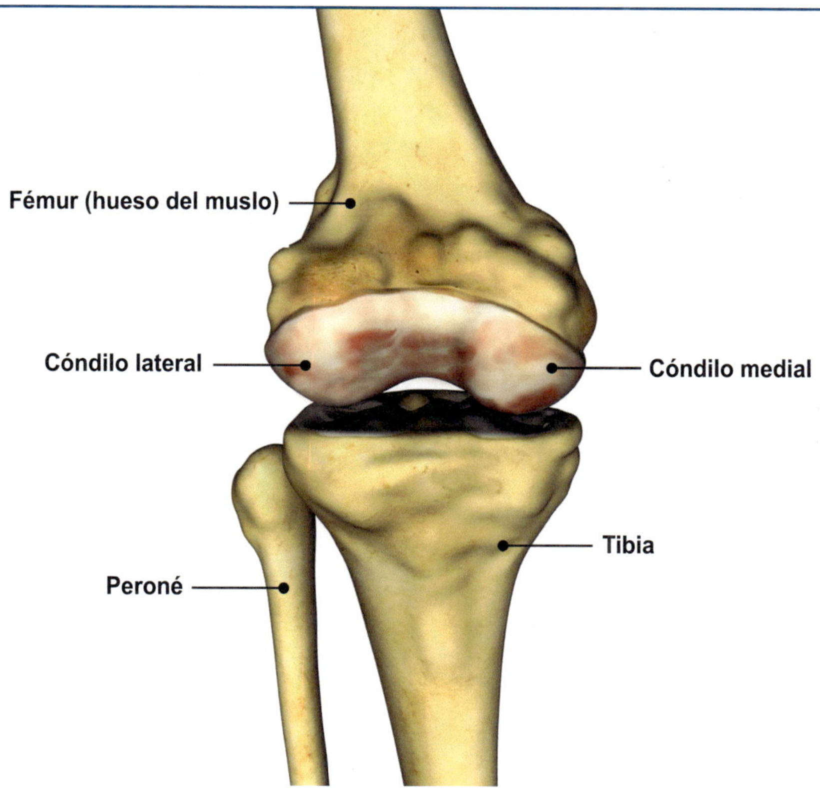

Después del tratamiento se le harán estudios de diagnóstico por imágenes. Si los resultados revelan que el tumor es resecable, se le practicará una cirugía para extirparlo. Si el tumor no puede extirparse con cirugía, se iniciará la vigilancia. La vigilancia consiste en detectar cualquier signo de que el cáncer haya reaparecido.

Seguimiento

Después de completar el tratamiento, se le controlará para detectar signos de que el tumor volvió a aparecer, lo que se conoce como recurrencia. El seguimiento incluye estudios de diagnóstico por imágenes del sitio de la cirugía. Se le realizarán exploraciones de tórax para detectar metástasis pulmonares.

Recurrencia

El TCG óseo suele reaparecer en el mismo lugar, lo que se denomina recurrencia local. Existe el riesgo de que se extienda (haga metástasis) a los pulmones. Debe realizarse un estudio de diagnóstico por imágenes del tórax para detectar metástasis en los pulmones. El tratamiento se basa en si se trata de una recurrencia local o metastásica.

Recurrencia local

El denosumab puede administrarse antes de la cirugía para extirpar un tumor primario resecable (escisión amplia). Tanto el tratamiento resecable como el no resecable pueden encontrarse en el apartado *Enfermedad localizada* de este capítulo.

Recurrencia metastásica

Con respecto a la recurrencia metastásica, consulte *Enfermedad metastásica* a continuación.

El denosumab puede afectar a sus dientes. Por lo tanto, debe consultar a un dentista antes de empezar a tomar denosumab.

Enfermedad metastásica

La enfermedad metastásica en el momento del diagnóstico es diferente de la transformación maligna. Los TCG óseos no suelen ser cancerosos. Sin embargo, en algunos casos el TCG óseo puede transformarse en un tumor maligno (cáncer), más agresivo. Si esto ocurre, se tratará como un osteosarcoma, tema que se trata en el capítulo siguiente.

En la enfermedad metastásica, hay más de un tumor. Aunque el TCG óseo suele ser benigno, puede hacer metástasis en los pulmones u otros huesos.

- En el caso de tumores resecables, se puede recurrir a la cirugía para extirpar el tumor principal y la metástasis.
- Para los tumores irresecables, las opciones incluyen denosumab (preferido), radioterapia y observación. La observación se denomina también observación y espera. Pregunte qué puede significar esto en su caso.

Puntos clave

- El tumor de células gigantes óseo (TCG óseo) suele ser benigno (no canceroso). El tumor está formado por muchas células muy grandes o células gigantes que pueden destruir el hueso.
- Siempre que sea posible, el tratamiento de un tumor de células gigantes es la cirugía para extirpar el tumor. El objetivo del tratamiento es evitar daños en el hueso cercano a la articulación afectada.
- Antes de iniciar el tratamiento, le harán pruebas para ver si el tumor está en una única zona (localizado) o se ha extendido a lugares distantes (hizo metástasis). El tratamiento se basará en si la cirugía es posible.
- En la enfermedad metastásica, hay más de un tumor. El TCG óseo puede hacer metástasis en los pulmones u otros huesos.
- Después de completar el tratamiento, se le controlará para detectar signos de que el tumor volvió a aparecer, lo que se conoce como recurrencia.
- El TCG óseo suele reaparecer en el mismo lugar, lo que se denomina recurrencia. El tratamiento se basa en si se trata de una recurrencia local o metastásica.

Preguntas para hacer

- ¿Qué tratamiento(s) recomienda y por qué?
- ¿Algún tratamiento ofrece una cura? En caso negativo, ¿el tratamiento puede impedir que el cáncer se extienda?
- ¿Es importante el orden del tratamiento?
- ¿Qué efectos secundarios podría sufrir con este tratamiento?
- ¿Qué preguntas debo hacer a mi dentista?

9 Osteosarcoma

El osteosarcoma es el tipo más común de cáncer de hueso. Suele producirse alrededor de la rodilla o el hombro. El tratamiento es una combinación de terapias. Juntos, usted y su equipo de atención médica elegirán el plan de tratamiento que sea mejor para usted.

Descripción general

El osteosarcoma se origina en las células responsables de la formación de tejido óseo, denominadas osteoblastos. Se desconoce su causa. El osteosarcoma suele aparecer en huesos grandes, en la zona del hueso con mayor velocidad de crecimiento. Sin embargo, puede aparecer en cualquier hueso.

El osteosarcoma tiende a aparecer en huesos de las siguientes zonas:

- Espinilla (cerca de la rodilla)
- Muslo (cerca de la rodilla)
- Brazo (cerca del hombro)

Hay tres (3) tipos principales de osteosarcoma:

- Intramedular (dentro del hueso)
- Superficial (en la superficie del hueso)
- Extrasquelético (fuera del hueso, se trata de un sarcoma de tejidos blandos)

Consulte más información sobre el tratamiento de los osteosarcomas extraesqueléticos en *NCCN Guidelines for Patients®: Sarcoma de tejidos blandos* en NCCN.org/patientguidelines y en la aplicación NCCN Patient Guides for Cancer.

Pruebas

Antes de iniciar el tratamiento, se le realizarán estudios de diagnóstico por imágenes, una biopsia y análisis de laboratorio. El tratamiento puede alterar la fertilidad. Por lo tanto, es posible que se le refiera a un especialista en fertilidad para conversar acerca de las opciones de preservación de la fertilidad antes de iniciar el tratamiento. También es posible que le remitan a asesoramiento genético y le indiquen la realización de estudios genéticos en función de sus antecedentes personales o familiares de cáncer.

Para conocer los posibles estudios, **consulte la Guía 7**.

Guía 7 Posibles estudios para el osteosarcoma
Antecedentes médicos y examen físico
RM con o sin TC del sitio primario
Estudios de diagnóstico por imágenes, incluida la TC de tórax
TEP-FDG/TC o gammagrafía ósea
RM o TC en los sitios con metástasis
Lactato deshidrogenasa (LDH)
Fosfatasa alcalina (FA)
Considere la posibilidad de consultar a un especialista en fertilidad antes de iniciar el tratamiento.
Considere la posibilidad de consultar a un asesor genético si tiene antecedentes personales o familiares de cáncer.

Tratamiento sistémico

La quimioterapia y otros tratamientos sistémicos forman parte del tratamiento para el osteosarcoma. Las quimioterapias de primera línea son las que se administran en primer lugar. Las opciones de tratamiento sistémico de segunda línea se utilizan cuando la enfermedad progresa, no responde a las opciones de primera línea o reaparece. **Consulte las Guías 8 y 9.**

A menudo, los tratamientos sistémicos se describen de la siguiente manera:

- Los **tratamientos preferidos** son los que han demostrado ser más eficaces que otros.
- **Otros tratamientos recomendados** pueden no funcionar tan bien como los preferidos, pero también pueden ser útiles.
- **En algunos casos, se utilizan tratamientos específicos** para personas con determinadas características del cáncer o circunstancias de salud.

Guía 8
Opciones de tratamiento sistémico de primera línea

Opciones recomendadas	• Cisplatino y doxorrubicina • Metotrexato de dosis alta, cisplatino y doxorrubicina (MAP)
Otras recomendaciones	• Doxorrubicina, cisplatino, ifosfamida y metotrexato de dosis alta

Guía 9
Opciones de tratamiento sistémico de segunda línea

Opciones recomendadas	• Ifosfamida (dosis alta) con o sin etopósido • Regorafenib • Sorafenib
Otras recomendaciones	• Cabozantinib • Ciclofosfamida y topotecán • Gemcitabina con o sin docetaxel • Sorafenib con everolimus
Útil en algunos casos	• Ciclofosfamida y etopósido • Ifosfamida, carboplatino y etopósido • Metotrexato de dosis alta • Metotrexato de dosis alta, etopósido e ifosfamida • Radio 223 para la enfermedad recidivante o resistente al tratamiento posterior al tratamiento de segunda línea

Osteosarcoma de grado bajo y parostal

Esta sección aborda el osteosarcoma de grado bajo intramedular y superficial. El tratamiento del osteosarcoma de grado bajo consiste en la extirpación quirúrgica del tumor, denominada escisión amplia. Después de la cirugía, puede administrarse un tratamiento sistémico si se encuentra de manera inesperada un componente de grado alto en la muestra quirúrgica. Por lo general, el osteosarcoma parostal solo requiere cirugía. Los osteosarcomas parostales desdiferenciados no se consideran tumores de grado bajo.

Osteosarcoma de alto grado

Esta sección aborda el osteosarcoma de grado alto intramedular y superficial. Otros tipos de tumores no osteosarcoma de grado alto, como el sarcoma pleomórfico indiferenciado (SAI) óseo, también pueden tratarse del mismo modo.

Tratamiento sistémico antes de la cirugía

En la mayoría de los casos, el tratamiento comienza con quimioterapia prequirúrgica. El objetivo de la quimioterapia es destruir las células cancerosas antes de la cirugía. Después de la quimioterapia, se le realizarán estudios de diagnóstico por imágenes para volver a clasificar el cáncer, evaluar la respuesta al tratamiento y planificar la cirugía. Para conocer las opciones de quimioterapia prequirúrgicas, **consulte la Guía 8**.

Cirugía o tratamiento de control local

La mayoría de los osteosarcomas se tratan con cirugía para extirpar todas las células cancerosas del organismo. Las exploraciones por imágenes ayudan a determinar si el osteosarcoma puede extirparse con cirugía. La mayoría de los osteosarcomas son resecables mediante cirugía con preservación del miembro (LSS). Esto significa que el cirujano extirpa el hueso que contiene el cáncer y reconstruye la extremidad. Algunos osteosarcomas requieren amputación. En raras ocasiones, el tumor es irresecable. En este caso, el tratamiento consiste en radioterapia o tratamiento sistémico.

Tratamiento sistémico después de la intervención quirúrgica

El tratamiento posterior a la cirugía se llama tratamiento adyuvante. Cuando no se encuentra cáncer en el margen quirúrgico, se denomina margen negativo. El tratamiento es el tratamiento sistémico. Cuando el cáncer permanece en el margen quirúrgico, se denomina margen positivo. El tratamiento puede consistir en un tratamiento sistémico o en una nueva cirugía. Es posible que luego de la cirugía se aplique radioterapia.

Enfermedad metastásica en el momento del diagnóstico

Esta sección está dirigida a las personas con enfermedad metastásica en el momento del diagnóstico. Las metástasis pueden encontrarse en los pulmones (pulmonares), los huesos (esqueléticas) o los órganos internos (viscerales). A menudo son resecables. La cirugía para extirpar una metástasis se denomina metastasectomía. Es diferente de una mastectomía, que es la cirugía para extirpar la mama. Algunas metástasis pueden tratarse con tratamiento sistémico, radioterapia u otras terapias. Por ejemplo, las metástasis pulmonares irresecables pueden tratarse con ablación.

Si la cirugía no es una opción, el tratamiento puede consistir en un tratamiento sistémico o radioterapia. Antes de iniciar el tratamiento sistémico, pueden realizarse pruebas de biomarcadores.

Osteosarcoma perióstico

El osteosarcoma perióstico se origina en la superficie del hueso denominada periostio. El tratamiento consiste en la extirpación quirúrgica del tumor, denominada escisión amplia. Puede administrarse un tratamiento sistémico antes de la cirugía para reducir el tamaño del tumor o la cantidad de cáncer.

Seguimiento

Después de completar el tratamiento, se le controlará para detectar signos de que el cáncer volvió a aparecer, lo que se conoce como recurrencia o recidiva. El seguimiento incluye un examen físico, análisis de laboratorio y estudios de diagnóstico por imágenes, evaluación del movimiento funcional y consultas periódicas con el cirujano ortopédico y el oncólogo.

Recidiva

Si el cáncer reaparece, el tratamiento consiste en un tratamiento sistémico o la cirugía. La cirugía no siempre es posible. En la **Guía 9** puede encontrar una lista de todas las opciones de tratamiento sistémico.

Después del tratamiento para la recidiva, se le harán estudios de diagnóstico por imágenes. Si el cáncer ha respondido al tratamiento, se le vigilará para detectar la reaparición del cáncer (recidiva) o la progresión de la enfermedad.

Las opciones de tratamiento para la recidiva y la progresión de la enfermedad incluyen:

- Cirugía para extirpar el tumor (escisión), si es posible
- Ensayo clínico
- Radioterapia (puede incluir radiofármacos)
- Mejor tratamiento complementario

El tratamiento habitual es la mejor manera que se conoce para tratar una enfermedad particular de acuerdo con los ensayos clínicos anteriores. Puede haber más de una pauta de tratamiento que se considere el tratamiento habitual. Pregúntele a su equipo de atención médica las opciones de tratamiento con las que cuenta y si podría participar de un ensayo clínico.

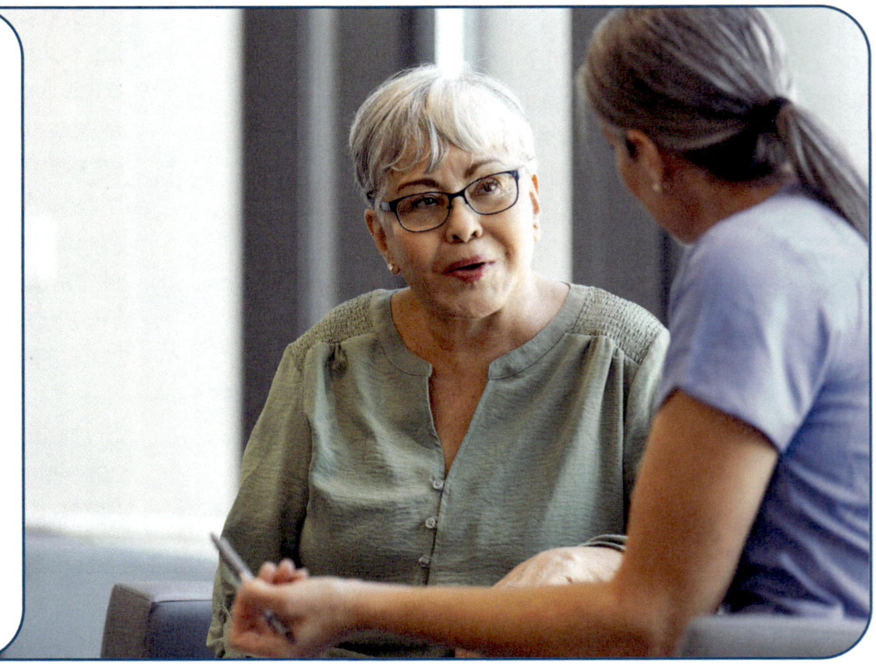

Puntos clave

- El osteosarcoma es el tipo más común de cáncer de hueso. Suele producirse alrededor de la rodilla o el hombro.
- El tratamiento más frecuente consiste en un tratamiento sistémico y la cirugía. Por lo general, el osteosarcoma parostal solo requiere cirugía.
- El osteosarcoma puede hacer metástasis a los pulmones (pulmonares), los huesos (esqueléticas) o los órganos internos (viscerales). A menudo son resecables.
- El mejor tratamiento complementario es la atención médica que alivia los síntomas causados por el cáncer o su tratamiento y mejora la calidad de vida.
- La metastasectomía es una cirugía para extirpar la metástasis.
- Después de completar el tratamiento, se le controlará para detectar signos de que el cáncer volvió a aparecer, lo que se conoce como recurrencia o recidiva. Esto se llama vigilancia.

Preguntas para hacer

- ¿Qué opción se demostró que es la más efectiva para mi tipo de cáncer, edad, salud general y otros factores?
- ¿Cuáles son las opciones de cirugía disponibles para mi tipo de cáncer?
- ¿Dónde puedo encontrar más información sobre los tipos de cirugía disponibles?
- ¿Puede recomendarme un cirujano con experiencia o un lugar al que pueda acudir para obtener una segunda opinión?
- ¿Cuáles son las ventajas y desventajas de las distintas opciones de cirugía? ¿Quién puede ayudarme a decidir?

10
Otros recursos

¿Quiere saber más? Aquí le explicamos cómo obtener ayuda adicional.

Qué más hay que saber

Este libro puede ayudarle a mejorar su atención oncológica. En él se explican con claridad las recomendaciones de los expertos y se sugieren preguntas que puede hacerle a su equipo de atención médica. Pero no es el único recurso que tiene.

Puede recibir tanta información y ayuda como necesite. A muchas personas les interesa saber más sobre los siguientes temas:

- Los detalles del tratamiento, especialmente los distintos tipos de cirugía y las ventajas y desventajas de cada tipo.
- Obtener ayuda económica.
- Encontrar un oncólogo y un cirujano expertos en cáncer de hueso.
- Cómo afrontar los efectos secundarios.

Qué más hacer

Su centro de salud puede ayudarle con los próximos pasos. Suelen disponer de recursos *in situ* para ayudarle a satisfacer sus necesidades y encontrar respuestas a sus preguntas. Los centros de salud también pueden informarle de los recursos existentes en su comunidad.

Además de la ayuda de sus proveedores, los recursos enumerados en la siguiente sección proporcionan apoyo a muchas personas como usted. Consulte la lista y visite los sitios web que se indican para obtener más información sobre estas organizaciones.

Dónde obtener ayuda

Bone Marrow y Cancer Foundation
bonemarrow.org

Cancer*Care*
Cancercare.org

Imerman Angels
Imermanangels.org

MIB Agents Osteosarcoma Alliance
Mibagents.org

MedlinePlus
medlineplus.gov

National Cancer Institute (NCI)
cancer.gov/types

National Coalition for Cancer Survivorship
canceradvocacy.org

Northwest Sarcoma Foundation
nwsarcoma.org

The Alan B. Slifka Foundation
slifkafoundation.org

The Paula Takacs Foundation for Sarcoma Research
paulatakacsfoundation.org

Triage Cancer
triagecancer.org

Preguntas sobre los recursos y apoyo

- ¿Con quién debo hablar sobre vivienda, preparación de comidas y otras necesidades básicas?
- ¿Qué ayudas existen para el transporte, el cuidado de los niños y la atención domiciliaria?
- ¿Qué otros servicios están a mi disposición y a la de mis cuidadores?
- ¿Cómo me conecto con los demás para crear un sistema de apoyo?
- ¿Con quién puedo hablar si no me siento seguro en mi casa, el trabajo o mi barrio?

Dónde buscar ensayos clínicos

En los Estados Unidos

Centros oncológicos de NCCN
NCCN.org/cancercenters

The National Cancer Institute (NCI)
cancer.gov/about-cancer/treatment/clinical-trials/search

En el mundo

The U.S. National Library of Medicine (NLM)
clinicaltrials.gov

¿Necesita ayuda para buscar un ensayo clínico?

Servicio de Información de Cáncer (Cancer Information Service, CIS) del NCI
1.800.4.CANCER (1.800.422.6237)
cancer.gov/contact

Palabras que debe conocer

ablación
Procedimiento que utiliza frío o calor extremos para destruir las células cancerosas.

anatomopatólogo
Un médico experto en el análisis de células y tejido para detectar enfermedades.

aspiración de médula ósea
La extracción de una pequeña cantidad de médula ósea líquida que se analiza para determinar si hay una enfermedad.

biopsia
Procedimiento mediante el cual se toman muestras de fluidos o tejidos para analizarlas y detectar una enfermedad.

biopsia de médula ósea
La extracción de una pequeña cantidad de hueso y médula ósea sólida que se analiza para determinar si hay una enfermedad.

biopsia por punción con aguja gruesa
Un procedimiento que extrae muestras de tejido con una aguja hueca. También llamada directamente biopsia o punción con aguja gruesa o BAG.

características histológicas
El estudio de tejidos y células con un microscopio.

cromosomas
Largas cadenas que contienen paquetes de instrucciones codificadas en las células para generar y controlar las células.

cuidados paliativos
Atención médica que incluye el alivio de los síntomas, pero no el tratamiento del cáncer. También se le llama tratamiento complementario.

efecto secundario
Respuesta física o emocional insalubre o desagradable frente al tratamiento.

embolización
Procedimiento que trata los tumores mediante la interrupción de su suministro de sangre.

ensayo clínico
Estudio sobre la seguridad y la utilidad de las pruebas y tratamientos para las personas.

escisión amplia
Cirugía para extirpar por completo el tumor.

escisión intralesional
Cirugía para extirpar una parte del tumor. También se conoce como legrado.

evaluación funcional
Prueba que examina la capacidad para gestionar tareas y actividades de la vida cotidiana.

gen
Instrucciones codificadas en las células para crear nuevas células y controlar la forma en que se comportan.

grado
Es una escala que indica cuánto se parecen las células del cáncer a las células normales.

hemograma completo (HC)
Un análisis de sangre que incluye la cantidad de glóbulos sanguíneos.

hereditario
Información codificada en las células que se transmite de los padres a los hijos biológicos.

hipercalcemia
Niveles de calcio en la sangre superiores a los normales.

inmunoterapia
Tratamiento con fármacos que ayudan al organismo a encontrar y destruir las células cancerosas.

irresecable
Tumor que no se puede extirpar con cirugía.

legrado
Cirugía para extirpar una parte del tumor. También se conoce como escisión intralesional.

médico oncólogo
Médico experto en medicamentos para el cáncer.

medio de contraste
Sustancia que se coloca en el cuerpo para que las imágenes que se toman en los estudios de diagnóstico sean más claras.

médula ósea
Tejido blando similar a una esponja que está en el centro de la mayoría de los huesos donde se producen las células sanguíneas.

metastasectomía
Cirugía para extirpar una metástasis.

metástasis
Diseminación de las células cancerosas del primer tumor a un nuevo sitio.

oncólogo
Médico experto en el tratamiento del cáncer.

osificación
Proceso de formación de hueso nuevo.

osteoblastos
Células responsables de la formación de tejido óseo.

osteoclastos
Células responsables de la reabsorción del tejido óseo.

progresión
Crecimiento o propagación del cáncer después de haberse analizado o tratado.

pronóstico
El patrón y el resultado de una enfermedad.

pruebas de biomarcadores
Pruebas de laboratorio de cualquier molécula de su cuerpo que se pueda medir para evaluar su salud. También se denominan pruebas moleculares.

quimioterapia
Fármacos que eliminan las células de rápido crecimiento, tanto las cancerosas como las normales.

radiólogo
Médico experto en pruebas de diagnóstico por imágenes.

radiólogo intervencionista
Médico experto en pruebas de diagnóstico por imágenes y en el uso de instrumentos guiados por imágenes para realizar técnicas mínimamente invasivas de diagnóstico o tratamiento de enfermedades.

radioterapia de haz externo (RTHE)
Tratamiento del cáncer con radiación recibida desde un equipo que se encuentra fuera del cuerpo.

radioterapia (RT)
Tratamiento que utiliza rayos de alta energía.

recidiva
El retorno o el agravamiento del cáncer después de un período de mejoría.

recurrencia
Reaparición del cáncer después de un período libre de la enfermedad.

remodelación
Proceso por el cual las células óseas se reabsorben y se forman nuevas células.

resecable
Tumor que se puede extirpar por completo con cirugía.

resistente
Tipo de cáncer que no mejora con el tratamiento.

resonancia magnética (RM)
Estudio que usa ondas sonoras e imanes potentes para tomar fotografías del interior del cuerpo.

sarcoma
Cáncer en las células óseas o de tejidos blandos.

sarcoma de tejidos blandos
Cáncer que se origina en las células de la grasa, los músculos, los nervios, los tendones, los vasos sanguíneos y linfáticos y otros tejidos de soporte del organismo.

seguimiento
Pruebas que se realizan después de terminar el tratamiento para saber si ha reaparecido el cáncer. También se conoce como vigilancia.

tomografía computarizada (TC)
Estudio que usa rayos x de varios ángulos para tomar imágenes del interior del cuerpo.

tomografía por emisión de positrones (TEP)
Estudio que utiliza material radioactivo para ver la forma y la función de partes del cuerpo.

translocación
Cuando partes de dos cromosomas (cadenas largas de instrucciones codificadas para controlar las células) se desprenden y se intercambian entre sí.

tratamiento complementario
Tratamiento para los síntomas o problemas de salud causados por el cáncer o por su tratamiento. También, algunas veces llamado cuidados paliativos o mejor tratamiento complementario.

tratamiento dirigido
Tratamiento farmacológico que se dirige a células cancerosas específicas para atacarlas.

tratamiento primario
El tratamiento principal que se utiliza para eliminar el cáncer del cuerpo.

tratamiento sistémico
Tratamiento que actúa en todo el cuerpo.

tumor primario
Primera masa de células cancerosas.

vigilancia
Pruebas que se realizan después de terminar el tratamiento para saber si ha reaparecido el cáncer. También se denomina monitoreo.

¡Cuéntenos qué opina!

Tómese un momento para completar una encuesta en línea sobre NCCN Guidelines for Patients.

NCCN.org/patients/response

Colaboradores de NCCN

Esta guía para pacientes se basa en NCCN Clinical Practice Guidelines in Oncology (NCCN Guidelines®) para la detección del cáncer de hueso, versión 1.2025. Fue adaptada, revisada y publicada con la colaboración de las siguientes personas:

Dorothy A. Shead, máster en Ciencias
Directora ejecutiva de Operaciones de Información para Pacientes

Tanya Fischer, máster en Educación, máster en Ciencia de Librería e Información
Redactora médica sénior

Susan Kidney
Especialista ejecutiva en Diseño Gráfico

La Guía NCCN Clinical Practice Guidelines in Oncology (NCCN Guidelines®) para el cáncer de hueso, versión 1.2025 fue elaborada por los siguientes miembros del panel de NCCN:

Dra. J. Sybil Biermann, presidente
University of Michigan Rogel Cancer Center

Dra. Angela Hirbe, doctora en Medicina/vicepresidente
Siteman Cancer Center, Barnes-Jewish Hospital and Washington University School of Medicine

Dra. Shivani Ahlawat
Johns Hopkins Kimmel Cancer Center

Nicholas M. Bernthal, máster en Ciencias
UCLA Jonsson Comprehensive Cancer Center

Dr. Odion Binitie
Moffitt Cancer Center

Dra. Sarah Boles
UC San Diego Moores Cancer Center

Dr. Brian Hill, doctor en Medicina
Duke Cancer Institute

Dra. Alexandra K. Callan
UT Southwestern Simmons Comprehensive Cancer Center

Dr. Lee D. Cranmer, doctor en Medicina
Fred Hutchinson Cancer Center

Dra. Jessica Davis
Indiana University Melvin and Bren Simon Comprehensive Cancer Center

Dr. Eric Donnelly
Robert H. Lurie Comprehensive Cancer Center, Northwestern University

Dr. Michael Ferguson, máster en Ciencias
Indiana University Melvin and Bren Simon Comprehensive Cancer Center

* Ann Graham
MIB Agents Osteosarcoma Alliance

* Dr. John Groundland
Huntsman Cancer Institute, University of Utah

Dra. Susan M. Hiniker
Stanford Cancer Institute

Dra. Margo L. Hoover-Regan
University of Wisconsin Carbone Cancer Center

Dr. Jason L. Hornick, doctor en Medicina
Dana-Farber/Brigham and Women's Cancer Center

* Dr. Brandon Jonard
Case Comprehensive Cancer Center/ University Hospitals Seidman Cancer Center and Cleveland Clinic Taussig Cancer Institute

Dr. Joseph B. Kuechle, doctor en Medicina
Roswell Park Comprehensive Cancer Center

Dr. Dieter Lindskog
Yale Cancer Center/Smilow Cancer Hospital

Dr. Joel L. Mayerson
The Ohio State University Comprehensive Cancer Center - James Cancer Hospital and Solove Research Institute

Dr. Sean V. McGarry
Fred & Pamela Buffett Cancer Center

Dra. Carol D. Morris, máster en Ciencias
Memorial Sloan Kettering Cancer Center

Dr. Daniel Olson
The UChicago Medicine Comprehensive Cancer Center

Dr. Peter S. Rose
Mayo Clinic Comprehensive Cancer Center

Dr. Victor M. Santana
St. Jude Children's Research Hospital/ The University of Tennessee Health Science Center

Dr. Robert L. Satcher, doctor en Medicina
The University of Texas MD Anderson Cancer Center

Dr. Herbert Schwartz
Vanderbilt-Ingram Cancer Center

Dra. Rebecca M. Shulman
Fox Chase Cancer Center

Dr. Steven W. Thorpe
UC Davis Comprehensive Cancer Center

Dra. Breelyn A. Wilky
University of Colorado Cancer Center

Dra. Rosanna L. Wustrack
UCSF Helen Diller Family Comprehensive Cancer Center

Dra. Janet Yoon
City of Hope National Medical Center

NCCN

Lisa E. Hang, doctora en Medicina
Científica en oncología/redactora médica sénior

Frankie Jones
Especialista en Diseño de Guías

Megan Lyons, máster en Ciencias
Científica adjunta/Redactora médica

* Revisaron esta guía para pacientes.
Para divulgaciones, visite NCCN.org/disclosures.

Centros oncológicos de NCCN

Abramson Cancer Center,
University of Pennsylvania
Filadelfia, Pensilvania
+1 800.789.7366 • *pennmedicine.org/cancer*

Case Comprehensive Cancer Center/
University Hospitals Seidman Cancer Center and
Cleveland Clinic Taussig Cancer Institute
Cleveland, Ohio
UH Seidman Cancer Center
+1 800.641.2422 • *uhhospitals.org/services/cancer-services*
CC Taussig Cancer Institute
+1 866.223.8100 • *my.clevelandclinic.org/departments/cancer*
Case CCC
+1 216.844.8797 • *case.edu/cancer*

City of Hope National Medical Center
Duarte, California
+1 800.826.4673 • *cityofhope.org*

Dana-Farber/Brigham and Women's Cancer Center | Mass General Cancer Center
Boston, Massachusetts
+1 877.442.3324 • *youhaveus.org*
+1 617.726.5130 • *massgeneral.org/cancer-center*

Duke Cancer Institute
Durham, Carolina del Norte
+1 888.275.3853 • *dukecancerinstitute.org*

Fox Chase Cancer Center
Filadelfia, Pensilvania
+1 888.369.2427 • *foxchase.org*

Fred & Pamela Buffett Cancer Center
Omaha, Nebraska
+1 402.559.5600 • *unmc.edu/cancercenter*

Fred Hutchinson Cancer Center
Seattle, Washington
+1 206.667.5000 • *fredhutch.org*

Huntsman Cancer Institute, University of Utah
Salt Lake City, Utah
+1 800.824.2073 • *healthcare.utah.edu/huntsmancancerinstitute*

Indiana University Melvin and Bren Simon
Comprehensive Cancer Center
Indianápolis, Indiana
+1 888.600.4822 • *www.cancer.iu.edu*

Johns Hopkins Kimmel Cancer Center
Baltimore, Maryland
+1 410.955.8964
www.hopkinskimmelcancercenter.org

Mayo Clinic Comprehensive Cancer Center
Phoenix/Scottsdale, Arizona
Jacksonville, Florida
Rochester, Minnesota
+1 480.301.8000 • *Arizona*
+1 904.953.0853 • *Florida*
+1 507.538.3270 • *Minnesota*
mayoclinic.org/cancercenter

Memorial Sloan Kettering Cancer Center
Nueva York, Nueva York
+1 800.525.2225 • *mskcc.org*

Moffitt Cancer Center
Tampa, Florida
+1 888.663.3488 • *moffitt.org*

O'Neal Comprehensive Cancer Center, UAB
Birmingham, Alabama
+1 800.822.0933 • *uab.edu/onealcancercenter*

Robert H. Lurie Comprehensive Cancer Center,
Northwestern University
Chicago, Illinois
+1 866.587.4322 • *cancer.northwestern.edu*

Roswell Park Comprehensive Cancer Center
Búfalo, Nueva York
+1 877.275.7724 • *roswellpark.org*

Siteman Cancer Center, Barnes-Jewish Hospital
and Washington University School of Medicine
San Luis, Misuri
+1 800.600.3606 • *siteman.wustl.edu*

St. Jude Children's Research Hospital/
The University of Tennessee Health Science Center
Memphis, Tennessee
+1 866.278.5833 • *stjude.org*
+1 901.448.5500 • *uthsc.edu*

Stanford Cancer Institute
Stanford, California
+1 877.668.7535 • *cancer.stanford.edu*

The Ohio State University Comprehensive Cancer Center -
James Cancer Hospital and Solove Research Institute
Columbus, Ohio
+1 800.293.5066 • *cancer.osu.edu*

The UChicago Medicine Comprehensive Cancer Center
Chicago, Illinois
+1 773.702.1000 • *uchicagomedicine.org/cancer*

The University of Texas MD Anderson Cancer Center
Houston, Texas
+1 844.269.5922 • *mdanderson.org*

UC Davis Comprehensive Cancer Center
Sacramento, California
+1 916.734.5959 • +1 800.770.9261
health.ucdavis.edu/cancer

UC San Diego Moores Cancer Center
La Jolla, California
+1 858.822.6100 • cancer.ucsd.edu

UCLA Jonsson Comprehensive Cancer Center
Los Ángeles, California
+1 310.825.5268 • uclahealth.org/cancer

UCSF Helen Diller Family
Comprehensive Cancer Center
San Francisco, California
+1 800.689.8273 • cancer.ucsf.edu

University of Colorado Cancer Center
Aurora, Colorado
+1 720.848.0300 • coloradocancercenter.org

University of Michigan Rogel Cancer Center
Ann Arbor, Michigan
+1 800.865.1125 • rogelcancercenter.org

University of Wisconsin Carbone Cancer Center
Madison, Wisconsin
+1 608.265.1700 • uwhealth.org/cancer

UT Southwestern Simmons
Comprehensive Cancer Center
Dallas, Texas
+1 214.648.3111 • utsouthwestern.edu/simmons

Vanderbilt-Ingram Cancer Center
Nashville, Tennessee
+1 877.936.8422 • vicc.org

Yale Cancer Center/Smilow Cancer Hospital
New Haven, Connecticut
+1 855.4.SMILOW • yalecancercenter.org

Comparta su opinión con nosotros.

Complete nuestra encuesta y contribuya para que NCCN Guidelines for Patients sea mejor para todos.

NCCN.org/patients/comments

Índice

Made in the USA
Monee, IL
05 November 2026

67987963R00043